Wolf D. Oswald

Training gegen Alzheimer

Wolf D. Oswald

Training gegen Alzheimer

KREUZ

Gekürzte und völlig überarbeitete Ausgabe des Werkes »SimA®-
basic-Gedächtnistraining und Psychosomatik«, Hogrefe Verlag
GmbH, Göttingen 2005, © (2011) Univ.-Prof. Dr. W. D. Oswald,
Forschungsgruppe Prävention & Demenz, Friedrich-Alexander-
Universität Erlangen-Nürnberg.

Univ.-Prof. Dr. W. D. Oswald
Universität Erlangen-Nürnberg
Forschungsgruppe Prävention & Demenz
Wallensteinstraße 61–63
D-90431 Nürnberg
E-Mail: forschung@wdoswald.de
Homepage: www.wdoswald.de

© KREUZ VERLAG
in der Verlag Herder GmbH, Freiburg im Breisgau 2011
Alle Rechte vorbehalten
www.kreuz-verlag.de

Umschlaggestaltung: [rincón]² medien gmbh, Köln
Umschlagmotiv: © Bertram Walter

Satz: de·te·pe, Aalen
Herstellung: fgb · freiburger graphische betriebe
www.fgb.de

Gedruckt auf umweltfreundlichem, chlorfrei gebleichtem Papier
Printed in Germany

ISBN 978-3-451-61003-5

Vorwort

Bei diesem Buch handelt es sich um eine aktualisierte und gekürzte Lizenzausgabe des Buches SimA®-basic-Gedächtnistraining und Psychomotorik. In diesem Buch kann man in leicht verständlicher Form erfahren, wie man sich körperlich und geistig auf wissenschaftlich gesicherter Basis fit hält, dem eigenen Altern entgegenwirken und sich vor Alzheimer schützen kann. Neben der Einführung enthält das Buch Trainingsprogramme, die täglich durchgeführt werden sollten. Denn nur für den, der nicht konsequent täglich übt, gilt:

»Wer geistig und körperlich rastet, der rostet«.

In diesem Sinne ist dies ein Buch für alle, die sich ihre geistige und körperliche Fitness und Alltagskompetenz erhalten und sich vor Alzheimer schützen wollen.

Mein besonderer Dank gilt meiner Frau Barbara, die mich in Ruhe an diesem Buch arbeiten ließ, Herrn Peter Jaensch, der das Layout besorgte, sowie Herrn Dr. Roland Rupprecht, der mir bei der Erstauflage hilfreich zur Seite stand.

Diese Lizenzausgabe wurde von Frau Monika Wachter redaktionell betreut. Sie aktualisierte die Abbildungen und Literaturverweise und redigierte die Texte. Auch ihr gilt mein besonderer Dank.

Bei Herrn Rüdiger Wilhelm und Herrn Dr. Rupprecht bedanke ich mich für die photographische Dokumentation der Psychomotorik-Übungen. Frau Dr. Ellen Freiberger stellte dankenswerterweise viele Ideen und Konzepte zu diesen Übungen sowie einführende Texte für dieses Kapitel zur Verfügung. Außerdem traten sie und Herr Simon Derer als Akteure für die instruktiven Photos auf.

Nürnberg, im Frühjahr 2011   Wolf D. Oswald

Inhalt

1 Über dieses Buch

»Training gegen Alzheimer« hätte man vor etlichen Jahren noch als unsinnige Utopie abgetan. Ebenso die Meinung, dass Alzheimer ein lebenslanger degenerativer Prozess im Gehirn ist, der bei jedem Einzelnen unterschiedlich schnell verläuft. Heute wissen wir, als schlechte Botschaft, dass jeder Alzheimer bekommt, wenn er nur alt genug wird, und als gute Botschaft, dass man selber etwas tun kann, um eine Erkrankung an Alzheimer möglichst lange hinauszuzögern.

Man wusste schon immer, wenn man älter wird, dann lässt auch das Gedächtnis nach. Heute wissen wir, dass dies ein allgemeiner degenerativer Prozess ist, der viele Jahrzehnte vor Ausbruch der Krankheit »Alzheimer« beginnt, manche meinen sogar schon kurz nach der Pubertät. Wir wissen aber heute auch, dass man diesen Prozess durch eigenes Tun deutlich verlangsamen kann, so dass man die Krankheit selbst nicht mehr erlebt.

Die Krankheit ist nach dem deutschen Psychiater und Neuropathologen Alois Alzheimer benannt, der sie als erster beschrieben hat. Alois Alzheimer wurde in Marktbreit, einem bekannten Weinort bei Würzburg, 1864 geboren. Dort kann man noch heute sein Geburtshaus besichtigen.

Entgegen vieler widerlegter Ansichten gehen wir heute davon aus, dass bis zu 95 Prozent aller demenziellen Erkrankungen der Alzheimer-Krankheit zuzuordnen sind, auch wenn sich bei rund 30 Prozent zusätzlich Gefäßveränderungen im Gehirn beobachten lassen (früher sprach man vom »Verkalken«), die sich noch »oben drauf setzen«.

Dieses Buch will nicht Angst machen, im Gegenteil! Es will zeigen, dass man durch eigenes Tun weitgehend alles Beschriebene vermeiden kann. Dazu gehört auch, dass man bei Bedarf rechtzeitig eine »Gedächtnissprechstunde« oder »Memory-Klinik« kontaktiert (abzufragen unter »Alzheimer Gesellschaft«) um »scheinbaren Alzheimer« zu heilen und Risikofaktoren zu minimieren. Dazu gehört aber auch, alles zu tun – und dies täglich –, was das Forschungsprojekt SimA® ergeben hat.

In diesem Sinne herzlich willkommen, liebe Leser, an Bord von SimA®! Was ist SimA®? Hierauf versuche ich Ihnen im Folgenden eine erste Antwort zu geben:

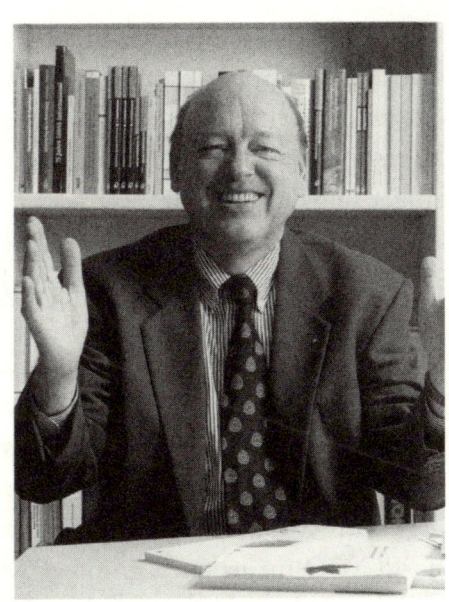

Abbildung 1:
Univ.-Prof. Dr.
Wolf D. Oswald

SimA® ist unter meiner Leitung entstanden aus einem Forschungsprojekt des Instituts für Psychogerontologie der Friedrich-Alexander-Universität Erlangen-Nürnberg.

SimA® ist die Abkürzung für

Selbständigkeit
im
Alter.

SimA® ist ein seit 1990 laufendes Forschungsprogramm, in welchem untersucht wird, warum der eine von uns länger in Selbständigkeit altert und ein anderer schon relativ früh viel Hilfe von außen benötigt, pflegebedürftig wird oder Alzheimer bekommt.

Aus den Erkenntnissen dieses Forschungsprojektes sind ein Gruppen-Trainingsprogramm und Übungen entstanden, die, wissenschaftlich nachgewiesen, helfen können, in wichtigen Bereichen langsamer zu altern, länger selbstständig zu leben sowie demenzielle Veränderungen, wie z.B. Alzheimer, über viele Jahre hinauszuzögern, so dass man diese Krankheit im besten Falle nicht mehr erlebt.

Die **bedeutsamsten Erkenntnisse** sind in diesem Buch zusammengestellt. Die wichtigsten Übungen werden eingehend erläutert, so dass sie jeder zu Hause allein oder mit einem Partner durchführen kann. Wer lieber am Computer arbeitet, findet in der SimA®-basic-PC-CD für jeden Tag immer wieder neu gestaltete und damit abwechslungsreichere Übungen.

SimA® ist ein geschützter Markenname, deshalb der Zusatz »®«. Nur Bücher und Produkte mit dem geschützten Namen »SimA®« sind Originale.

Auch für dieses Buch gilt: Nur regelmäßiger Gebrauch hilft!

Dies ist kein Buch, das ein Wissenschaftler für Wissenschaftler geschrieben hat. Es handelt sich vielmehr um ein Buch für alle Leser und Leserinnen, die lange jung und selbständig bleiben wollen. Also ein Buch für **alle ab 50.** In unserem Forschungsprojekt waren die jüngsten Teilnehmer 75, die ältesten 90 Jahre alt.

Warum »willkommen an Bord«?

- Ab 50 weiß man, dass die Jahre immer schneller dahinfliegen, wie im Flugzeug.
- Außerdem wollen wir von den Piloten lernen, welche Hilfen uns den Alltag erleichtern können.
- Manche Probleme lösen sich auch rasch auf, wenn man sie von oben betrachtet.

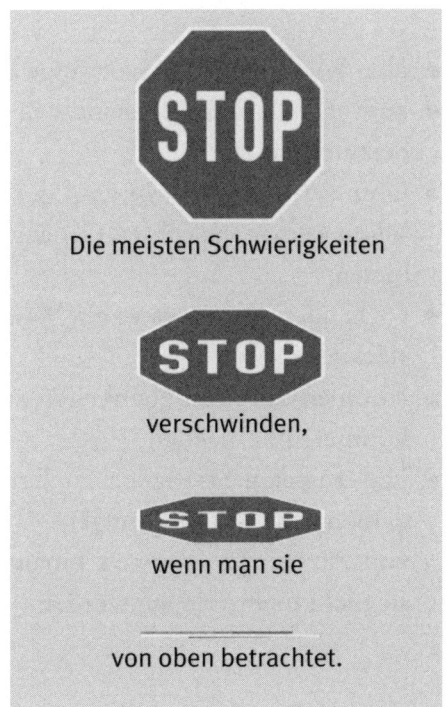

Abbildung 2: Schwierigkeiten überwinden

Altern und Alzheimer:
Schicksal oder Herausforderung?

»Altern« bedeutet heutzutage »immer älter werden«, aber damit verbunden auch ein erhöhtes Risiko, an Alzheimer zu erkranken. Also wird in diesem Buch von beidem die Rede sein: vom Altern und von Alzheimer. Die Ziele sind,

- über wichtige Alternsvorgänge zu informieren,
- zum Erhalt der selbständigen Alltagsbewältigung beizutragen,
- Übungen zur Verbesserung der nachlassenden oder schon immer schlechten Gedächtnisleistungen anzubieten,
- vorhandene Kompetenzen (Wissen und Können) zu stärken,
- Kompensationsmöglichkeiten zu erarbeiten, die uns kompetenter machen
- und zugleich Strategien zu lernen, die uns helfen, demenzielle Veränderungen – vorwiegend in Form von Alzheimer – soweit hinauszuzögern, dass wir sie nicht mehr erleben werden.

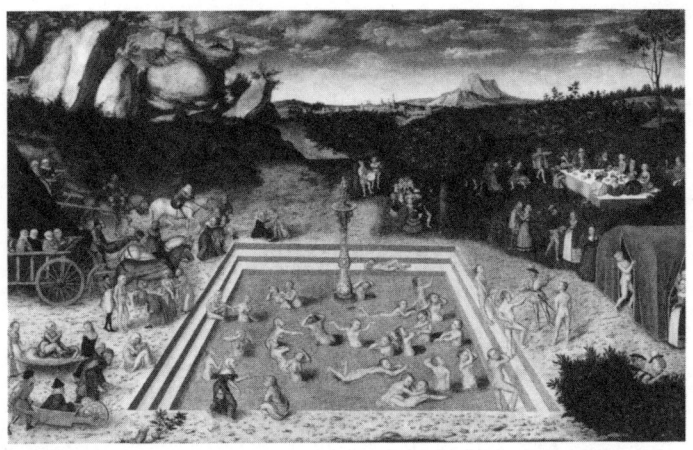

*Abbildung 3: »Der Jungbrunnen« von Lucas Cranach d. Ä.
(1546)*

Dieses Buch stellt also keinen Jungbrunnen dar, wie
sich das Lucas Cranach der Ältere vorstellte (Abb. 3)
oder wie das manche Hersteller von gewissen Präpara-
ten behaupten: links geht man alt hinein und rechts
kommt man jung wieder heraus. Nein, unser Ziel ist
nicht zu verjüngen, sondern unsere Leistungsfähigkeit
und Selbständigkeit möglichst lange und frei von Alzheimer zu erhalten. Hierzu muss man aber regelmäßig
etwas tun, denn:

Wer körperlich und geistig rastet, der rostet!

Warum bringt die Zukunft so viele Probleme? – Die demographische Entwicklung

Wir stehen vor einer gewaltigen demographischen Veränderung. Der Bevölkerungsaufbau, der früher aus vielen Jungen und wenigen Alten bestand, und somit die Form einer Pyramide hatte, veränderte sich schon im 20. Jahrhundert dramatisch. Dieser Prozess wird sich im 21. Jahrhundert noch weiter verstärken. Dafür sind zwei Gründe maßgebend:

- die Zunahme der Lebenserwartung
- eine immer größer werdende Babylücke

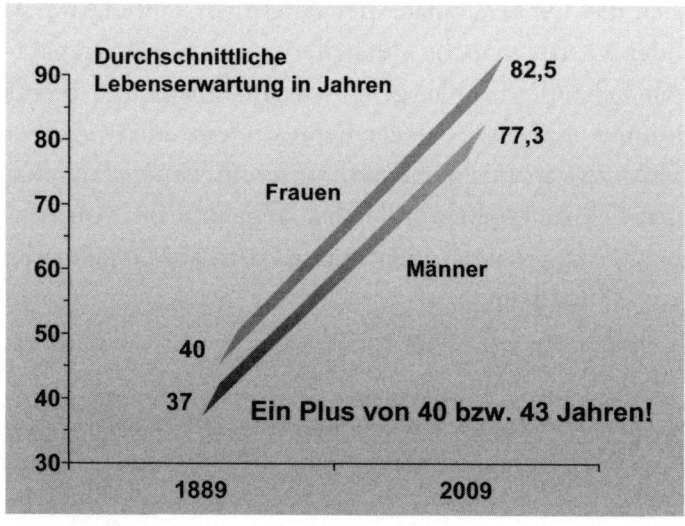

Abbildung 4: Lebenserwartung für ein Neugeborenes zwischen 1889 und 2009 in Deutschland

Im Geburtsjahrgang 1889 betrug die durchschnittliche Lebenserwartung eines neugeborenen Mädchens in Deutschland 40 Jahre, für den Jahrgang 2009 bereits 82,5 Jahre. Ähnlich sind die Verhältnisse bei Männern. Hier stieg die Lebenserwartung im gleichen Zeitraum von 37 Jahren auf 77,3. Hierfür gibt es unterschiedliche Gründe, diese sind beispielsweise:

- eine verbesserte Hygiene (man stirbt u. a. nicht mehr so schnell an Infektionskrankheiten)
- eine geringere Säuglingssterblichkeit
- eine geringere Müttersterblichkeit
- der allgemeine medizinische Fortschritt und die verbesserte medizinische Versorgung
- verbesserte Arbeitsbedingungen
- seit nunmehr 65 Jahren kein Krieg mehr in Deutschland

Die fernere Lebenserwartung, also z. B. die Anzahl der von einem 70-Jährigen noch zu erwartenden Lebensjahre, hat sich dagegen nicht so deutlich geändert. Sie stieg bei den Frauen in den letzten hundert Jahren um 7,9 Jahre und bei den Männern um 5,6 Jahre. Bei den über 80-Jährigen, wo man einen erheblich höheren Anstieg vermuten würde, stieg sie bei den Frauen um 4,3 Jahre und bei den Männern um 3,3 Jahre. Wer also die »gefährlichen« jüngeren Lebensjahre überlebte, so wie z. B. Lucas Cranach der Ältere, der mit seinem Sohn das berühmte Bild »der Jungbrunnen« malte, hatte eine ähnliche Lebenserwartung wie heute. Cranach d. Ä. lebte von 1472 bis 1553, wurde also 81 Jahre

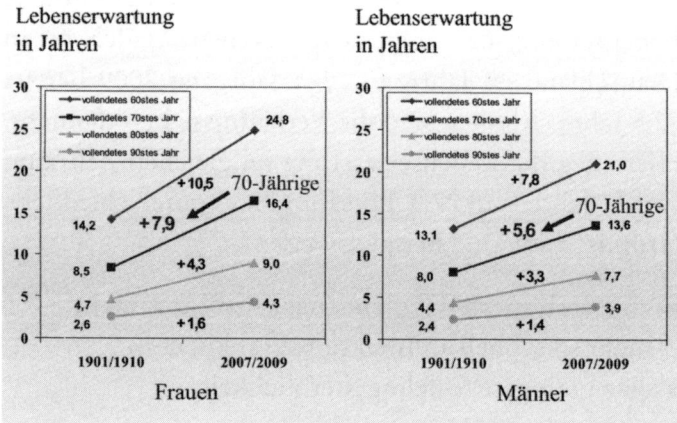

Abbildung 5: Entwicklung der ferneren Lebenserwartung in Deutschland

alt. Auch Immanuel Kant (1724–1804), auf den wir noch zu sprechen kommen, wurde 80 Jahre alt.

Trotzdem fällt auf, dass die Lebenserwartung der Frauen schneller steigt als die der Männer. In den letzten hundert Jahren lag der Anstieg bei den 70-jährigen Frauen 2,3 Jahre höher als bei den Männern.

Es wird vielfach behauptet, dass dies genetische Ursachen haben könnte. Da aber in bayerischen Klöstern im 20. Jahrhundert die Lebenserwartung zwischen Brüdern und Schwestern nur zwischen null und zwei Jahren schwankte, und die Mönche generell eine höhere Lebenserwartung als die Bevölkerung haben (die Nonnen eine vergleichbare), scheinen äußere Ursachen wie Berufstätigkeit, Stress, ungesündere Lebensweise usw. offensichtlich eine größere Rolle zu spielen, als wir bisher angenommen haben.

Die steigende Lebenserwartung ist natürlich sehr erfreulich. Sie bringt aber eine Reihe von großen Problemen mit sich, da gleichzeitig immer weniger Kinder geboren werden. Zurzeit sind es in Deutschland 1,4 Kinder pro Frau im gebärfähigen Alter. Mindestens 2,1 Kinder wären aber nötig, um das Gleichgewicht zwischen jung und alt aufrecht zu erhalten. Wir vergreisen also nicht, wir »entjungen« dramatisch. Und weil uns der Nachwuchs fehlt,

- wird sich in den nächsten 50 Jahren der Anteil der über 60-Jährigen im Verhältnis zu den Jungen nahezu verdoppeln,
- wird auf eine Erwerbsperson ein Rentner kommen,
- werden die Renten in der jetzigen Höhe nicht mehr bezahlbar sein,
- wird die Bevölkerungszahl in Deutschland bis 2060 unter günstigen Annahmen um bis zu 17 Millionen, unter ungünstigen (ohne Zuwanderung) sogar um bis zu 25 Millionen Menschen sinken,
- werden sich die Einpersonenhaushalte verdreifachen,
- wird sich die Anzahl potenziell pflegender Töchter halbieren,
- wird die Anzahl verwirrter und dementer hilfsbedürftiger Menschen insgesamt zunehmen.

Die folgende Abbildung zeigt, wie hoch der Anteil an Demenzkranken in Deutschland geschätzt wird. Die hier abgebildete Anzahl der an Demenz Erkrankten im Verhältnis zur Anzahl aller untersuchten Personen und somit das Vorkommen einer Demenzerkrankung in der jeweiligen Altersgruppe bezeichnet man als Prävalenzrate. Derzeit geht man davon aus, dass jeder Dritte über 85-Jährige an einer Demenz erkrankt. Diese Zahlen sind jedoch zu niedrig, da viele Ältere nicht auf Demenz hin untersucht werden. Untersuchungen an Gestorbenen ergaben bei den 85- bis 89-jährigen Frauen sogar 51 Prozent und bei Männern 47 Prozent.

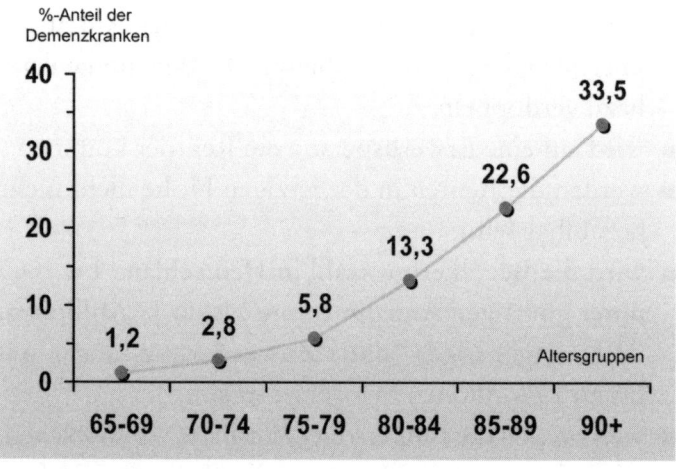

Abbildung 6: Prävalenzrate der Demenz

Auch das folgende Beispiel mag die Dramatik des demographischen Wandels veranschaulichen: Im Jahr 1880 kamen auf einen 75-Jährigen oder Älteren 79 Jüngere, also Personen, die diesen hätten möglicherweise versorgen können. Im Jahr 2008 waren dies 10,6 und im Jahr 2050 werden es – so die Prognose – nur noch 3,9 Personen sein (s. Abb. 7). Die Verhältnisse in Österreich und der Schweiz sind vergleichbar. Diese vier Personen können den einzelnen pflegebedürftigen älteren Menschen, der in der Regel keine versorgenden Angehörigen hat, nicht mehr betreuen, und die sinkenden Renten machen eine Versorgung auch durch fremde Pflegekräfte nicht mehr bezahlbar.

Hilfe zur Selbsthilfe ist also angesagt!

Hier setzt SimA® an: Hilfe zur Selbsthilfe, Erhaltung von Selbständigkeit und Verzögerung demenzieller Prozesse.

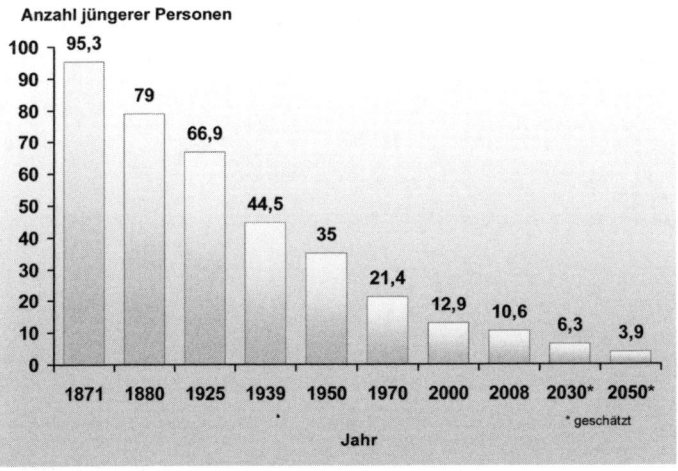

Abbildung 7: Zahl der jüngeren Personen in Deutschland, die auf einen 75-Jährigen oder Älteren kommen

23

2 Alt werden wir alle, aber wie?

Man muss unterscheiden zwischen »alt sein« und »altern«: Wann man alt ist, entscheidet die Gesellschaft, dies ist u.a. auch davon abhängig, wie die Bevölkerung sich altersmäßig verteilt. So soll Immanuel Kant, einer der bedeutendsten deutschen Philosophen, anlässlich einer Feierstunde zu seinem 50. Geburtstag im Jahre 1774 vom Rektor der Universität Königsberg mit »Ehrwürdiger Greis« angesprochen worden sein. Heute ein undenkbarer Vorgang. Wenn man aber berücksichtigt, dass im 18. Jahrhundert zu den »Alten«, d.h. den ältesten 25% der männlichen Bevölkerung, bereits die über 35-Jährigen zählten, dann versteht man durchaus, dass Kant mit 50 Jahren zu den »Greisen« zählte. 1871 waren dies bereits die über 40-Jährigen, heute sind es die über 60-Jährigen und in fünfzig Jahren werden zu der Gruppe der Ältesten erst die über 70-Jährigen zählen.

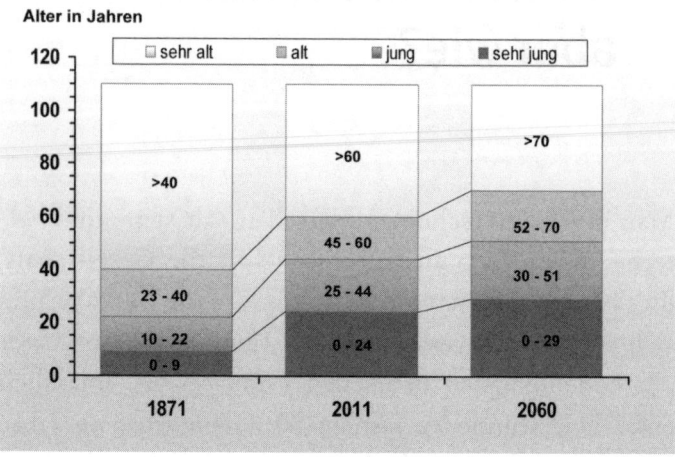

Abbildung 8: Wann ist man sehr alt?

Was ist Altern?

- Altern ist vorwiegend ein biologischer Prozess. Altern ist keine »Krankheit«, sondern etwas Normales im Lebenslauf eines Organismus.

- Wir altern in unterschiedlichen Organen und Funktionen nicht einheitlich, sondern unterschiedlich. In einigen Bereichen altern wir schnell (z.B. unsere Haut), in anderen langsamer (z.B. unsere Haare), in anderen wiederum eher überhaupt nicht (z.B. beim Lernen von Gedichten).

- Altern ist ein sehr komplexer Vorgang. Es wird von biologischen Veränderungen, von Krankheiten und einer zunehmend giftiger werdenden Umwelt ebenso beeinflusst wie von psychosozialen Veränderungen, z. B. Stress, Einsamkeit oder dem Eintritt in den Ruhestand. Alle diese Faktoren wirken miteinander.

■ Trotzdem ist man so alt, wie man sich fühlt: Unser psychisches Wohlbefinden ist ein wichtiger Faktor des Alterns. Wer sich jünger fühlt als er ist, lebt häufig länger! Ebenso wer einen großen Freundeskreis pflegt.

■ In psychischer Hinsicht ist Altern nicht gleichbedeutend mit Abbau. Im Bereich von Wissen und Erfahrungen können wir bis ins hohe Alter einen Zuwachs erfahren, wenn wir in Übung bleiben. Im Bereich der Geschwindigkeit unseres Denkens kommt es allerdings zu einem Nachlassen schon ab dem 30. Lebensjahr. Aber durch regelmäßige geistige Aktivität können wir auch dieses Nachlassen verzögern.

■ Insgesamt geht Altern nicht nur mit negativen Veränderungen einher. In einigen Bereichen ist sogar »Wachstum« möglich. So kann man in der nachberuflichen Lebensphase durchaus noch ein Musikinstrument lernen, seine Sprachkenntnisse vertiefen, neue Freundschaften knüpfen und sogar Sport treiben, auch wenn man 65 Jahre dazu »keine Zeit« hatte.

■ Wichtig ist dabei auch, wie wir mit altersbedingten Veränderungen umgehen: Einschränkungen können zum Teil durch aktives Verhalten, beispielsweise durch ein altersgerechtes körperliches Training und gezieltes Gedächtnistraining, verbessert werden, andere mit dem Alter einhergehende Veränderungen, beispielsweise nachlassende Sinnesleistungen, können durch Hilfsmittel, wie z.B. Brillen, voll ausgeglichen werden.

- Weil unterschiedliche Personen sich ihr Leben lang unterschiedlich verhalten, altern sie auch unterschiedlich. Im Alter holt uns unsere Biographie wieder ein. Wer z.B. immer »ungesund« gegessen und getrunken hat, spürt dies am ehesten. Aber nicht nur Rauchen, Ernährung und Gifte aus der Umwelt spielen eine wichtige Rolle, sondern auch ganz besonders Bewegungsarmut und »Trägheit im Kopf«. Wer zum Denken zu bequem ist, der kann dies auch im Alter nicht. Wer immer einen Taschenrechner benutzt, altert im Kopf früher.

- Wenn man also Einfluss auf das eigene Altern nehmen kann, dann verläuft Altern nicht »schicksalhaft«. Man kann etwas tun.

Weil es für SimA® von großer Wichtigkeit ist, sei ein Punkt besonders herausgegriffen: das Altern unserer Intelligenz, d.h. unseres Wahrnehmens und Denkens. Auch hier gilt:

Wir altern in unterschiedlichen Funktionen unterschiedlich!

Es gehört heute zum gesicherten Wissen, dass mit zunehmendem Lebensalter eine Verschmelzung kognitiver Funktionen beobachtet werden kann. Während bei

Jugendlichen viele Einzelfunktionen unabhängig voneinander variieren können (man kann in einem Bereich gut sein, im anderen schlecht), tritt mit fortschreitendem Lebensalter eine Verschmelzung in Richtung von nur noch zwei unabhängigen Dimensionen ein. Diese beiden Hirnleistungen werden als »kristalline« und »flüssige« Funktionen beschrieben.

Als **kristallin** werden stark übungs- und bildungsabhängige Hirnleistungen bezeichnet, in die beispielsweise unsere Sprache und unser kulturelles und soziales Wissen eingehen und die nicht unter Zeitdruck erbracht werden müssen. Als Beispiele wären zu nennen: Rechenfähigkeit, Wissen, Gedichte auswendig lernen.

Unter **flüssigen** Leistungen versteht man dagegen die Verarbeitungsgeschwindigkeit in unserem Gehirn. Diese erkennt man an sich selbst, wenn man bei relativ einfachen Aufgaben mehrere Dinge gleichzeitig und schnell erbringen muss. Diese Leistungen sind weniger milieu- und bildungsabhängig und überwiegend vererbt. Als Beispiele wären anzuführen: das Überqueren einer Straße an einer Fußgänger-Ampel, wie viele Worte mit »M« einem in einer Minute einfallen, wie viele »a«s und »n«s man in einer Minute in einem Zeitungsartikel anstreichen kann.

Dieses Modell hat sich in der Alternsforschung weitgehend etabliert. Kristalline Hirnfunktionen unterliegen keinem oder erst im höchsten Alter einem Abbau. Das heißt, diese Funktionen lassen sich bis ins höchste Lebensalter erhalten oder durch Training sogar steigern. So lässt sich z. B. die Fähigkeit, Gedichte auswendig zu lernen, bis ins hohe Alter trainieren. Andererseits kann ein Nichtgebrauch dieser Hirnfunktionen folglich auch zu defizitären Veränderungen führen. Im englischen Sprachraum wird dies treffend durch den Spruch ausgedrückt:

> **»Use it or lose it!«** –
> **»Gebrauche es oder verliere es!«**

Fluide und stets tempoabhängige Leistungen dagegen unterliegen bereits ab dem dritten Lebensjahrzehnt einem Abbau. Das heißt, die dahinter stehenden Prozesse werden mit zunehmendem Lebensalter langsamer. Man kann nicht mehr so viele Informationen gleichzeitig angemessen schnell verarbeiten (Informationsverarbeitungsgeschwindigkeit).

Der Abbau fluider Funktionen wird deshalb parallel zu biologischen Abbauprozessen und damit als ein wichtiges Merkmal der biologischen Hirnalterung angenommen.

Jedoch auch diese fluiden Hirnfunktionen können durch Übung gesteigert werden. Auch hier gilt der Spruch **»Gebrauche es oder verliere es!«**

Aber: In diesen Bereichen stoßen wir sehr schnell an die biologisch vorgegebenen Grenzen. Gerade deswegen ist es so wichtig, die vorhandenen Möglichkeiten bis aufs Letzte auszuschöpfen.

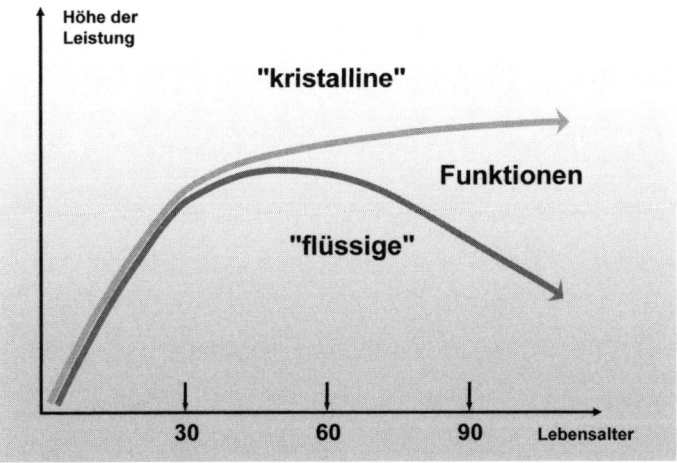

Abbildung 9: Veränderungen der Hirnfunktionen mit dem Alter

Im SimA®-Gedächtnistraining steht deshalb ganz gezielt die Übung dieser fluiden Funktionen im Vordergrund, um die altersabhängig bedingten Verluste teilweise wieder auszugleichen.

3 SimA® – wissenschaftlich

Die SimA®-Trainings-Studie

Im folgenden Kapitel wird die bekannte SimA®-Studie in einer stark verkürzten, auf das Wesentliche beschränkten Form dargestellt. Eine ausführlichere und laufend aktualisierte Fassung kann der interessierte Leser im Internet abrufen und ausdrucken, und zwar unter der Adresse:

www.sima-akademie.de

Hier findet der Leser auch weiterführende und vertiefende Literatur. Im nächsten Kapitel wird dargestellt, was wir aus SimA® lernen können.

Es gibt viele Trainingsprogramme auf dem Markt, die versprechen, dass man in kürzester Zeit sein Gedächtnis verbessern kann, länger aktiv bleibt oder gesünder lebt, wenn man nur den Ratschlägen der Autoren folgt. Versprechen ja, Beweise für die Einlösbarkeit dieser Versprechungen gibt es aber nicht. Deswegen wurde SimA® vom Bundesforschungsministerium und später vom Bundesministerium für Familie, Senioren, Frauen und Jugend als Forschungsprojekt finanziell unterstützt.

Bei SimA® ging es im Wesentlichen darum, zu prüfen, ob die drei Elemente

- Kompetenztraining,
- Gedächtnistraining und
- Psychomotorisches Training

bei einem einjährigen Training sowohl die trainierten Inhalte, also die Alltagskompetenz, das Gedächtnis und die Beweglichkeit, wissenschaftlich nachweisbar und nachhaltig verbessern, als auch langfristig helfen können, länger selbständig zu bleiben und demenzielle Prozesse zu verzögern. Da auf dem Markt keine wissenschaftlich gesicherten und begründeten Trainingsprogramme zu finden waren, wurden eigene entwickelt, die heute als die bekannten SimA®-Trainingsbände vorliegen.

Im Kompetenztraining ging es um die Alltagskompetenz, im Gedächtnistraining um eine nachhaltige Verbesserung der nachlassenden Gedächtnisleistungen und im Psychomotorischen Training um die Verbesserung der Wahrnehmung, der Reaktionsfähigkeit, der Beweglichkeit, des Gleichgewichts und der Koordination; also nicht um Sport, bei dem Kraft und Ausdauer im Mittelpunkt stehen.

Für das über dreißig Wochen verteilte, letztlich mit Ferien ein Jahr dauernde Training wurden …

- 375 Senioren mit eigenem Haushalt zugelassen,
- die im Jahre 1991 mindestens 75 Jahre alt,
- gesund und damit nicht akut behandlungsbedürftig waren.

Im Jahr 2004 lebten davon noch ca. 120 Personen. Die jüngsten waren damals 88 Jahre alt. Heute (2011) leben noch 27 Studienteilnehmer im Alter zwischen 95 und 102 Jahren. Die Teilnehmer trafen sich einmal pro Woche zu einer Trainings-Sitzung. Da die Teilnehmer sich ja auch unterhalten wollten, dauerte so eine Sitzung in der Regel zwei bis drei Stunden. An ihr nahmen 15 bis 20 Personen teil mit zwei Trainerinnen.

Die Teilnehmer wurden per Zufall in sechs verschiedene Trainings-Gruppen eingeteilt:

- eine Kontrollgruppe
  (die Teilnehmer bekamen kein Training)
- eine Gruppe »Kompetenztraining«
- eine Gruppe »Gedächtnistraining«
- eine Gruppe »Psychomotorisches Training«
- eine Gruppe »Kompetenz- und Psychomotorisches Training« und
- eine Gruppe »Gedächtnis- und Psychomotorisches Training«

Natürlich führte diese Zufallseinteilung bei vielen Teilnehmern zunächst zu großer Enttäuschung, besonders wenn sie sich in der Kontrollgruppe wiederfanden oder kein Gedächtnistraining erhielten, das die meisten wollten. Nach den mehrtägigen medizinischen und psychologischen Untersuchungen, die alle Teilnehmer als einmalig gründlich und für sie hilfreich empfanden, entschlossen sich jedoch alle, sich auch für die weiteren Jahre zur Verfügung zu stellen. Die Teilnehmer aller Gruppen wurden somit jährlich komplett untersucht, ab 1998 jedoch nur noch schriftlich bzw. über Hausbesuche kontaktiert, da ein Teil doch nicht mehr so einfach in die Universität kommen konnte.

Ergebnisse

In der folgenden Abbildung sind die Ergebnisse für kognitive Leistungen dargestellt. Aus Gründen der Übersichtlichkeit sind alle Ergebnisse geglättet. Die besten Ergebnisse wurden in der Gruppe erzielt, in der gleichzeitig sowohl das Gedächtnis als auch die Psychomotorik trainiert wurden. Das Gedächtnistraining allein brachte zwar auch gute Ergebnisse, aber insgesamt geringere. Die Teilnehmer, die nur am Psychomotoriktraining teilnahmen, verschlechterten sich sogar gegenüber der Kontrollgruppe (das waren die Teilnehmer, die kein Training erhielten) (s. Abb. 10).

Diese Verbesserungen hielten also insgesamt 5 Jahre lang an, natürlich nur, weil die Teilnehmer weiter trainierten! Wegen des inzwischen hohen Alters der Teilnehmer konnten wir diese leider nicht mehr weiter

Kognitive Leistung

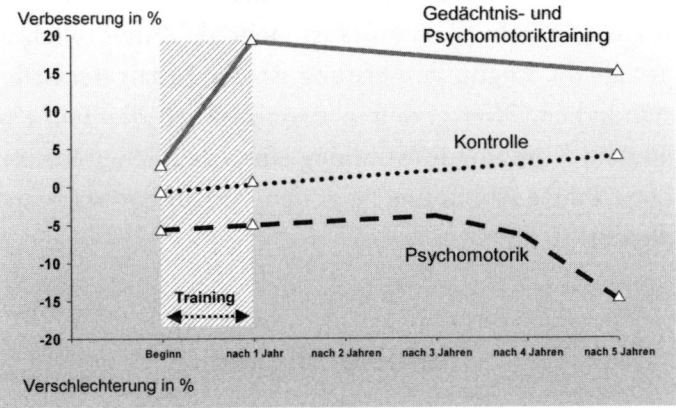

Abbildung 10: Kognitive Leistung

regelmäßig untersuchen. Vielleicht hätten wir auf diese Weise sogar noch länger andauernde Effekte gefunden.

Unser Trainingseffekt hat mit ca. 20% ein hervorragendes Resultat. Es gibt kein Arzneimittel in diesem Bereich, das jemals solche Effekte bewirkte.

**Es lohnt sich also,
wenn man sein Gehirn »quält«.**

Kritiker fragen dann immer sofort, ob denn die Unterschiede zwischen der Kontrollgruppe und unserer Kombinationsgruppe nicht zufällig seien. Hier kann man sie beruhigen. Die Wahrscheinlichkeit, dass ein solches Ergebnis nur durch den Zufall erklärt werden kann, beträgt gerade noch 1 Promille. Die gilt in der Wissenschaft als etwas eindeutig Bewiesenes. Zumal sich auch 98% unserer Teilnehmer verbesserten, also sozusagen jeder. Auch dies ist mehr als Zufall. Wichtiger als die kognitive Leistung ist der Erhalt der Selbständigkeit. Hier erzielten ausschließlich die Teilnehmer am Kombinationstraining einen deutlichen Effekt. Die nächste Abbildung zeigt den Verlauf der Selbständigkeit.

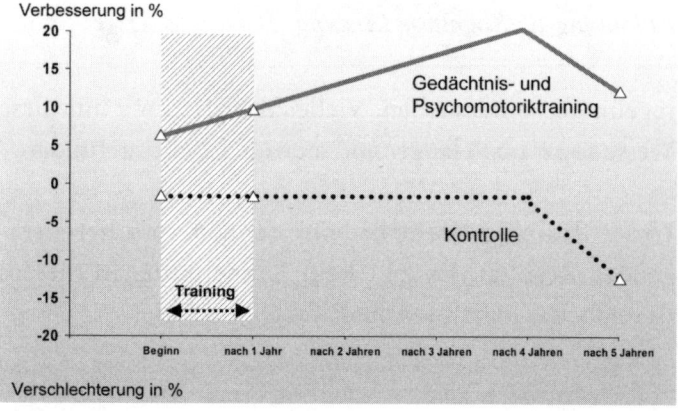

Abbildung 11: Selbständigkeit

Obwohl unsere Teilnehmer, die regelmäßig ihr Gedächtnis- und Bewegungstraining durchführten, immer älter wurden, konnten sie ihre Selbständigkeit erhalten, während in unserer Kontrollgruppe die Selbständigkeit mit der Zeit deutlich abnahm.

38

Das hat niemand erwartet, da man mit zunehmendem Alter eigentlich immer kränker wird, wie die Kontrollgruppe zeigt: Auch der Gesundheitszustand verbesserte sich in der Kombinationsgruppe eindeutig nachweisbar (s. Abb. 12).

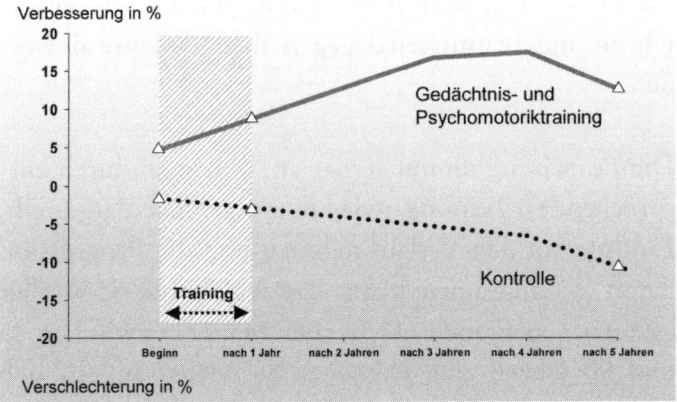

Abbildung 12: Gesundheit

Symptome wie »zunehmende Vergesslichkeit« münden bei mehr als der Hälfte der älteren Menschen in einer Demenz. Wenn man diese Symptome reduziert, kann man den Beginn einer Demenz nach allem, was wir zurzeit wissen, deutlich hinauszögern. Unter einer Demenz versteht man dabei einen Krankheitsverlauf, der zu räumlich-zeitlicher Verwirrtheit und zu schweren Beeinträchtigungen des täglichen Lebens führt. Die Patienten erkennen z. B. andere Personen nicht mehr, wissen nicht mehr, wo sie sind, wissen nicht mehr, was sie gegessen haben. Sie bedürfen ab einem mittleren Schweregrad der dauernden Beaufsichtigung. Demenz wird als Oberbegriff gebraucht, dahinter verbergen sich unterschiedlichste Erkrankungen. Die häufigste ist die senile Demenz vom Alzheimer-Typ.

Neueste Forschungen gehen davon aus, dass letztlich jeder Alzheimer bekommt, wenn er nur entsprechend alt wird; denn manche erkranken schon mit 55 Jahren, andere müssten dagegen über 100 Jahre alt werden.

Die Forschung nimmt ferner an, dass man durch entsprechendes Training, wie im Folgenden dargestellt, Einfluss auf den Verlauf nehmen und die Progression damit verlangsamen kann. Zurzeit hatten 51% aller gestorbenen Frauen (47 % aller Männer) zwischen 85 und 90 Jahren eine Demenz. Bei vielen äußern sich Symptome wie »Vergesslichkeit«, »Konzentrationsstörungen« und »Orientierungsstörungen« schon ab dem 50. Lebensjahr. Es ist also von enormer Wichtigkeit, »demenziellen Symptomen« schon beim ersten Auftreten durch ein geeignetes Training entgegenzuwirken.

Das SimA®-Gedächtnistraining, verbunden mit dem SimA®-Psychomotoriktraining, bietet dabei eine hocheffiziente Hilfe.

Durch Gedächtnis- und Psychomotoriktraining wurden diese Symptome im Vergleich zur Kontrolle um 30 % verbessert, also ein hervorragender Effekt. Gleich-

Demenzielle Symptomatik

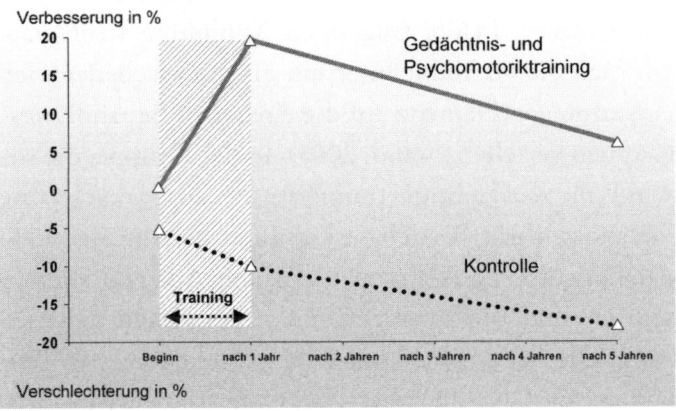

Abbildung 13: Demenzielle Symptomatik

wohl setzt nach einem Jahr die »normale Alterung« wieder ein. Bei der Gedächtnis- und Psychomotorikgruppe jedoch auf einem um Jahre zurückversetztem Niveau, was bedeutet, dass die Betreffenden wahrscheinlich unter Berücksichtigung ihres hohen Alters keine Demenz bekommen werden. Auch hier gilt: Die Einzeltrainings brachten nichts, auch nicht das Gedächtnistraining allein und auch nicht das Bewegungstraining allein.

An dieser Stelle gilt es zu fragen, ob dies wirklich so angenommen werden kann: Ob durch das Gedächtnis- und Psychomotoriktraining weniger vom Fachmann diagnostizierte Demenzen eintreten. Hierzu braucht man viel Geduld, denn in unserer SimA®-Stichprobe wurden auch 15 Jahre nach Beginn des Experiments weniger Fälle von Demenz beobachtet als aufgrund des Alters der Teilnehmer zu erwarten gewesen wäre. Über die möglichen Gründe wird im nächsten Kapitel nachgedacht. In der folgenden Abbildung sieht man, wie sich die 90 Teilnehmer mit einer zwischenzeitlich eingetretenen Demenz auf die einzelnen Behandlungsgruppen verteilen (Stand: 2005). In der Gruppe, die sowohl ihr Gedächtnis trainierte als auch regelmäßig Psychomotorik betrieb, erkrankten gerade mal 10% der Patienten an Alzheimer, also mit Abstand am wenigsten und viel weniger, als zu erwarten gewesen wäre. Dies ist umso erstaunlicher, als die jüngsten Teilnehmer im Jahre 2005 bereits 89 Jahre alt waren.

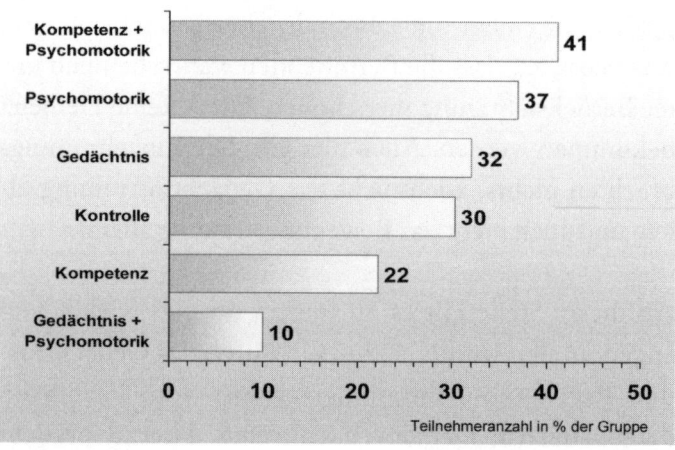

Abbildung 14: Verteilung der 90 Teilnehmer mit Demenz auf die Trainingsgruppen (Stand: 2005)

Wie versucht man, sich dieses Phänomen zu erklären?

Das Training der Psychomotorik verbessert den Hirnstoffwechsel, insbesondere der Glukose als Brennstoff des Gehirns. Das Gedächtnistraining erhöht die Nachfrage nach Glukose. Nur wenn beides zusammenkommt, kann den »hungrigen« trainierten Hirnzellen geholfen werden. Verbessert man dagegen nur das Angebot durch die Psychomotorik, so verpufft der Effekt, da keine Nachfrage besteht. Erhöht man die Nachfrage, indem man schon leicht gestörte Hirnzellen stärker aktiviert, und es besteht kein Angebot an »Brennstoff«, so wird die Situation der ohnehin schon geschwächten Zellen nur noch schlechter, ähnlich als wenn man sich mit letzter Kraft verausgaben würde. Angebot und Nachfrage müssen also zusammenkommen. Weder das psychomotorische Training noch das Gedächtnistraining allein erbrachten die beobachteten deutlichen Verbesserungen und Verzögerungen bei Symptomen wie Vergesslichkeit oder Konzentrationsschwäche. Nur wenn sowohl körperlich als auch geistig trainiert wird, entsteht der gewünschte Effekt.

Gleichnishaft könnte man sich das auch so vorstellen:

Durch die Hirngefäße schwimmen vermehrt große Fische. Am Ufer sitzen jedoch Leute, die gerade vom

Essen kommen. Die Fische werden vorbeischwimmen. Würden am Ufer aber Hungrige sitzen, die drei Tage nichts mehr zu essen bekommen hatten, weil sie unentwegt trainierten, so werden diese sich Angeln bauen und die Fische herausholen.

Der alte Spruch »**Wer rastet, der rostet!**« muss deshalb jetzt neu geschrieben werden, er muss in Zukunft lauten:

> **Wer geistig und körperlich rastet, der rostet! Und das gilt ein Leben lang!**

Die SimA®-Risiko-Studie

Die 375 Teilnehmer an unserem Projekt waren zu Beginn mindestens 75 Jahre alt (im Durchschnitt 80). 340 konnten wir über die Jahre weiter betreuen.

1998 waren sie sieben Jahre älter, d.h. im Durchschnitt 87 Jahre. 99 Teilnehmer (29 %) waren in der Zwischenzeit verstorben, 161 (mit 47 % fast die Hälfte) waren pflegebedürftig geworden, 70 von letzteren erkrankten an einer Demenz (21 %).

Nimmt man nun die Befunde von 1991 her, wo alle Teilnehmer noch gesund waren, so lassen sich jene Bedingungen ermitteln, welche dafür verantwortlich sind oder zumindest damit zusammenhängen, dass der eine noch lebt, der andere nicht; der eine noch selbständig trotz seines hohen Alters von inzwischen mindestens 82 Jahren seinen Haushalt führt und der andere pflegebedürftig wurde; der eine an Alzheimer erkrankte und der andere nicht. Um solche »Risikofaktoren« herauszufinden, muss man komplexe Rechenverfahren durchführen. Aus ihnen lässt sich jedoch viel lernen, falls man durch eigenes Handeln auf sie Einfluss nehmen kann.

Risikofaktoren für Unselbständigkeit

Hierzu hört man öfters die Meinung, wer mehr Krankheiten hat, wird früher pflegebedürftig und damit unselbständig. Dagegen kann man wenig tun. Mehrere Krankheiten gleichzeitig zu haben, bezeichnet man auch als »Multimorbidität«. Sind die vielen Krankheiten wirklich allein entscheidend, ob ich früher oder später meine Selbständigkeit verliere? Die folgende Tabelle zeigt die wichtigsten Ergebnisse.

Merkmal	Risiko
Schlaganfall	2,4-fach
Depression	2,0-fach
Schlechte Befindlichkeit	1,9-fach
Schlechtes visuelles Gedächtnis	1,9-fach
Bluthochdruck	1,7-fach
Viele Krankheiten	1,6-fach
Wenig SimA®-Aktivitäten	1,6-fach
Schlechte Alltagsbewältigung	1,6-fach
Wenige Fitnessaktivitäten (geistig+körperlich)	1,6-fach
Schlechte Ernährung	1,0-fach

Tabelle 1: Risikofaktoren für Unselbständigkeit

Wie liest man nun so eine Tabelle?

- z. B. Schlaganfall: Wer zu Beginn der SimA®-Studie bereits einen Schlaganfall gehabt hatte, der hatte ein 2,4-fach erhöhtes Risiko, bis 1998 unselbständig zu werden.
- z. B. Ernährung: Bei 75-Jährigen und Älteren spielt die Art der Ernährung in Bezug auf den Erhalt von Selbständigkeit keine Rolle (Risiko ungefähr 1).
- Aber: Wer sich ungesund ernährt, zu fett isst, zu viel Alkohol trinkt usw. wird normalerweise nie 75! Eine relativ gesunde Ernährungsweise in jüngeren Jahren vorausgesetzt, spielt die Art der Ernährung und auch die Ausgewogenheit (z. B. vegetarisch oder

vollwertig) in höheren Jahren eher keine große Rolle mehr. Da braucht man nicht soviel zu ändern. Jedoch auch unsere Teilnehmer nahmen, wie die meisten heute, eher zu viele Kalorien zu sich; hier könnte man ohne weiteres halbieren. Von allem also die Hälfte! Extreme Mangelernährung oder Fehlernährung trat bei unseren Teilnehmern nicht auf.

Was lehrt uns diese Tabelle?

- Schlaganfall, Depression, Bluthochdruck, eine insgesamt schlechte Gesundheit und viele Krankheiten machen ohne Zweifel früher unselbständig. Dies bestätigt die landläufige Meinung.
- Zugleich wird diese aber auch widerlegt: Wie man sich fühlt (Befindlichkeit), ob das Gedächtnis funktioniert, ob man bei SimA® aktiv ist und etwas für seine geistige und körperliche Fitness tut, ist mindestens genauso wichtig! Und hier kann der Einzelne viel mehr tun als er glaubt und auf sein Schicksal Einfluss nehmen!

Die Krankheiten sind also nur die »halbe Miete«! Für die zweite Hälfte kann man etwas tun und ist damit selber verantwortlich!

Risikofaktoren für Demenz

Damit haben wir schon eine Menge gelernt und können jetzt auch die folgende Tabelle lesen. Hier sind die wichtigsten Risikofaktoren für Demenz aus der Forschung dargestellt.

Merkmal	Risikoerhöhung
Bestimmte Gene	bis zu 7,0-fach
Alter	bis zu 5,3-fach
Geringes Bildungsniveau	bis zu 4,9-fach
Familiäre Belastung	bis zu 3,5-fach
Weibliches Geschlecht	bis zu 3,0-fach
Raucher	bis zu 2,3-fach
Merkmal	**Risikoverminderung**
Moderater Alkoholkonsum	bis zu 0,4-fach
Anspruchsvolle Berufstätigkeit	bis zu 0,4-fach

Tabelle 2: Risiko- und Schutzfaktoren einer Demenzerkrankung

Was lehrt uns diese Tabelle?

Sie lehrt uns, dass das Risiko, eine Demenz zu bekommen, deutlich steigt:

- mit bestimmten Genen und in bestimmten Familien
- mit zunehmendem Alter

- bei einer geringen Bildung
- bei Frauen
- bei Rauchern

Das Risiko, an einer Demenz zu erkranken, sinkt deutlich bei:

- moderatem Alkoholkonsum
- anspruchsvoller Berufstätigkeit

Was heißt das? In wenigen Fällen (ca. 3–5 %) spielt tatsächlich eine erbliche Veranlagung eine Rolle. Je älter wir werden, desto größer wird das Risiko, insbesondere bei den Frauen. Warum aber Frauen? Offensichtlich, weil der wichtigste Einflussfaktor die Bildung darstellt. Die Frauen im Alter ab 80 Jahren sind die Jahrgänge bis 1930. Zu dieser Zeit war für die meisten Frauen das Lyzeum (entspricht der Mittleren Reife) der höchste Bildungsabschluss. Frauen waren also stets schlechter und unter ihren Möglichkeiten ausgebildet und damit auch zu wenig gefordert. Wir wissen das heute alles nicht mehr: An der Universität Stuttgart, einer damals Technischen Hochschule, wurde z.B. die erste Frau im Jahre 1913 immatrikuliert. Wer sein Gehirn (bayerisch »Hirn«) lebenslang fordert und die vorhandenen Möglichkeiten nicht brach liegen lässt, bleibt länger selbständig, bekommt damit nach Meinung der Fachleute, wenn überhaupt, später eine Demenz (meistens Alzheimer) und der Krankheitsverlauf bis zum Tod wird verkürzt, so schreiben Helmchen und Reischies (1998). Dies gilt natürlich auch bei einer geistig fordernden, d.h. anspruchsvollen Berufstätigkeit. Wir haben deshalb in unserer Untersuchung den Einfluss von Geschlecht, Alter und Bildung herausgerechnet, sodass diese nicht mehr vorkommen. Deshalb sind unsere Werte in Tabelle 1 (S. 46) auch niedriger als die in Tabelle 2 (S. 48).

Moderater Alkoholgenuss, so die Wissenschaft heute, kann durchaus hilfreich gegen ein frühzeitiges Erkranken an Alzheimer sein. Dabei spielt nach neuesten Erkenntnissen die Art des Alkohols keine Rolle. Es muss also nicht immer der häufig zitierte teure Bordeaux-Wein sein. Aber: Die Menge ist entscheidend: Frauen 1 Glas Wein (0,25 l) oder 1 Glas Bier (0,5 l), Männer das Doppelte pro Tag. Was darüber hinaus geht, ist schädlich!

Die wichtigsten Ergebnisse der SimA®-Risikoanalyse sind in Tabelle 3 dargestellt.

Das Risiko, eine Demenz zu bekommen, steigt deutlich, wenn man:

- im »Kopf zu langsam« ist,
- sich nichts merken kann,
- wenig weiß,
- viele Frühsymptome hat, also schon früh z.B. an Vergesslichkeit leidet und nichts dagegen tut,
- körperlich wenig leistungsfähig ist (warum auch immer),
- Diabetes hat und
- vorgealtert ist.

Merkmal	Risiko
Langsames Verarbeitungstempo	3,1-fach
Schlechtes logisches Denken	3,0-fach
Schlechtes assoziatives Gedächtnis	3,0-fach
Schlechtes visuelles Gedächtnis	2,9-fach
Ausgeprägte Frühsymptome	2,8-fach
Schlechte körperliche Leistungsfähigkeit	2,5-fach
Wenig Wissen	2,3-fach
Diabetes	2,2-fach
Viele Alterungssymptome	2,0-fach
Frauen	2,0-fach
Alter	1,6-fach

Tabelle 3: Risikofaktoren für Demenz

Man kann also selbst etwas tun! Zumindest, um den Verlauf zu verlangsamen und damit entweder später oder in seinem »normalen Leben« überhaupt nicht an einer Demenz zu erkranken: z. B. durch ein SimA®-Training. Auch gegen den »Alters-Diabetes« kann man etwas tun: z. B. eine bestimmte Diät einhalten. Hier sollte man sich aber von seinem Arzt beraten lassen.

Unser Gehirn altert also wahrscheinlich unterschiedlich schnell, je nachdem, ob man dessen Möglichkeiten ein Leben lang nutzt oder nicht. Erst wenn die Hirnleistung unter einen Schwellenwert von ca. 50 % sinkt, haben wir keine Ausgleichsmöglichkeiten mehr und werden von heute auf morgen zum Demenzpatienten. Hält man sich jedoch körperlich und geistig fit, so stehen einem die 50 % Reserven länger und leichter zur Verfügung.

Das SimA®-Gedächtnis- und Psychomotorik-Training hilft dabei!

4 SimA® als Botschaft

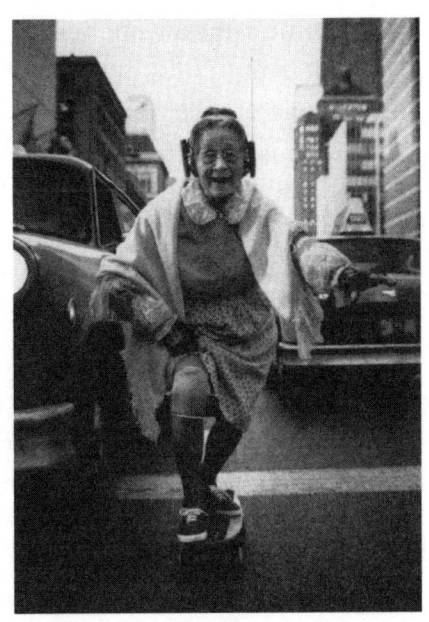

Abbildung 15:
Länger selbständig!

Es gibt immer wieder eilige Leser, die sich nur für das
Endergebnis langjähriger wissenschaftlicher Bemühun-
gen interessieren. Für solche ist diese Zusammenfassung
gedacht. Was hat die Forschung in Bezug auf den Erhalt
von Selbständigkeit im höheren Lebensalter ergeben?

1. Trotz Krankheiten kann man seine Selbständigkeit
   länger erhalten.

2. Hierzu muss man seinen Kopf und seinen Körper fit halten.

3. Dies am besten ein Leben lang.

4. Besonders wichtig aber ab dem 50. Lebensjahr, da hier die ersten deutlichen Defizite, besonders im Gedächtnisbereich, auftreten.

5. Wer nur seinen Kopf trainiert, bleibt nicht länger selbständig.

6. Wer nur Sport treibt, ebenfalls nicht.

7. Man muss täglich Kopf und Körper trainieren.

8. Der alte Spruch »Wer rastet, der rostet!« muss deshalb jetzt neu geschrieben werden, er muss in Zukunft lauten: »Wer geistig und körperlich rastet, der rostet!«

9. Auch wer erst mit 75 oder 80 Jahren beginnt, kann noch fünf gute Jahre mit Lebensqualität hinzugewinnen.

10. Dies gilt besonders für das SimA®-Programm.

11. Auch wenn mit zunehmendem Alter Krankheiten zu Einschränkungen führen, ist es wichtig, dass man im Kopf fit bleibt.

12. Bis zu 40 % all derjenigen, die 85 Jahre werden, bekommen aber Alzheimer oder andere Demenzen.

13. Auch hier kann man die häufig schon sehr früh beginnenden Prozesse um viele Jahre durch ein Kopf- und Körper-Training hinauszögern, vielleicht sogar ganz vermeiden, da wir ja alle nicht ewig leben.

14. Ganz wichtig ist es, gegen Symptome, wie »man kann sich alles immer schlechter merken« und

»man wird im Kopf immer langsamer«, frühzeitig durch ein wissenschaftlich konzipiertes Training, wie eben SimA®, etwas zu tun.

15. Wichtig ist dabei, wie man sich fühlt. Wer sich fit und jünger fühlt als er ist, bleibt länger selbständig. Auch hierzu kann die Teilnahme an einer SimA®-Gruppe verhelfen.

16. Bildung und anspruchsvolle Berufstätigkeit sind ebenfalls ein Schutz vor Alzheimer und anderen Demenzen. Allerdings nur, wenn man sich immer wieder aufs Neue fordert, nicht wenn man in Routine erstickt.

17. Höre deshalb nie auf, etwas Neues anzufangen, und fange nie an aufzuhören!

An diese Stelle passt gut ein Zitat aus einer renommierten wissenschaftlichen Zeitschrift:

>*Das Gehirn zu trainieren seit der Jugend ist eine lebenslange Tugend. Fährst du fort, dies zu betreiben, so wird es dir erhalten bleiben.*«

Rosenzweig und Bennett (1996)

Also:

Gebrauche es oder verliere es!
Use it or lose it!

Auch Cicero hat in seinem Werk *Cato maior de senectute* schon geschrieben:

»[...] Manent ingenia senibus, modo permaneat
studium et industria, neque ea solum in claris et
honoratis viris, sed in vita etiam privata et quieta.
[...]«

(»[...] Alten Menschen bleiben ihre Geistesgaben
erhalten, wenn ihnen nur ihr Eifer und ihr Fleiß
erhalten bleibt, und das gilt nicht nur bei berühmten
und geehrten Persönlichkeiten, sondern auch im
ruhigen, privaten Leben. [...]«)

Cato maior de senectute (22)

Die folgende Teilnehmerin stieß mit 80 Jahren zu SimA®. Sie war bis zu ihrem Tode mit 90 Jahren körperlich und geistig fit und aktiv. Mit 75 Jahren machte sie das letzte Mal das goldene Sportabzeichen.

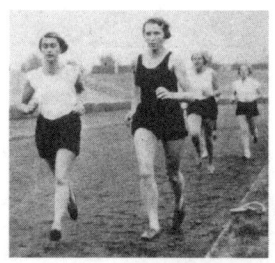
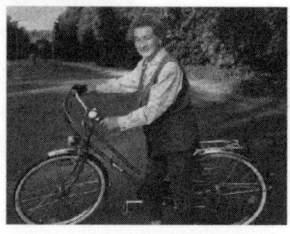
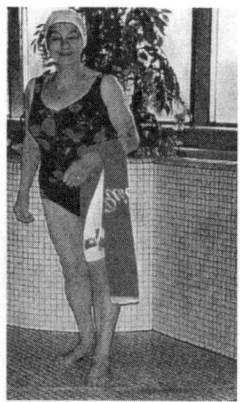

Abbildung 16: Eine aktive SimA®-Teilnehmerin

5 Mein Gedächtnis lässt nach

Veränderung unserer Gedächtnisfunktionen mit dem Alter

Wir haben schon im 2. Kapitel gelernt, dass wir in unterschiedlichen Funktionen unterschiedlich altern. Für unsere Denk- und Gedächtnisfunktionen gilt:

- In **kristallinen** (bildungsabhängigen) Funktionen kann man bis ins höchste Alter zulegen, z.B. Gedichte auswendig lernen, sich Einzelheiten von Interessantem merken, altes Wissen erweitern.
- In **flüssigen** (geschwindigkeitsabhängigen) Funktionen beginnen dagegen erste Defizite um das 30. Lebensjahr. Das heißt: Mit zunehmendem Alter geht alles langsamer. Man braucht für tägliche Arbeiten mehr Zeit und reagiert langsamer.

Diese Vorstellung findet sich nahtlos auch im Gedächtnisbereich wieder.

Gedächtnis, was ist das?

Wenn dem so ist, dann gibt es nicht das Gedächtnis, sondern unterschiedliche Gedächtnisfunktionen. Diese altern auch unterschiedlich!

Die folgende Abbildung zeigt ein heute wissenschaftlich akzeptiertes Modell:

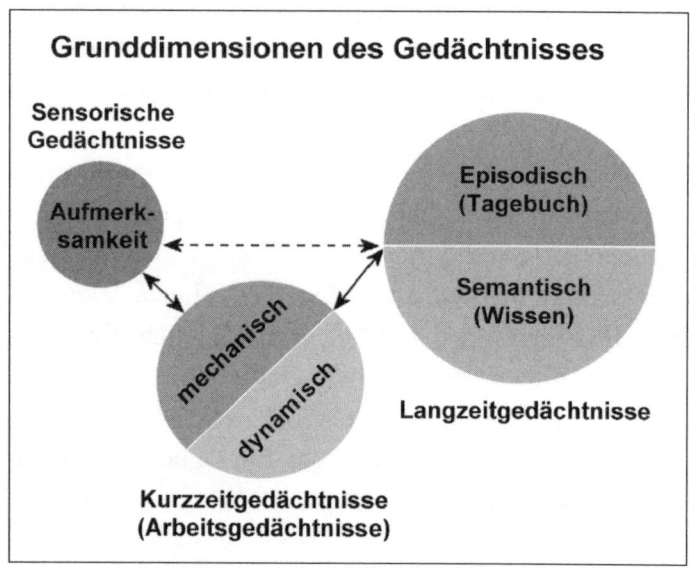

Abbildung 17: Grundfunktionen des Gedächtnisses

Diesem Modell kann man entnehmen, dass wir heute mindestens drei große Gedächtnisbereiche unterscheiden, die sich wiederum weiter unterteilen:

- die sensorischen Gedächtnisse
- die Kurzzeitgedächtnisse (Arbeitsgedächtnisse)
- die Langzeitgedächtnisse

Die **sensorischen Gedächtnisse** stellen unsere Aufmerksamkeit dar, z.B. beim Sehen, beim Hören, beim Fühlen. Sie entscheiden, ob etwas aus unserer Umgebung auch wahrgenommen wird, d.h. in unser Bewusstsein eindringen darf oder nicht.

Die **Kurzzeitgedächtnisse** oder Arbeitsgedächtnisse stellen letztlich unser Bewusstsein dar. Wir sind in der Lage, für ca. 10 Sekunden die Welt anzuhalten, also uns etwas bewusst zu machen. In dieser Zeit muss auch entschieden werden, ob die Information gleich wieder vergessen werden soll, ob sie eine Weile unser Bewusstsein beschäftigen soll (memorieren) und ob sie in einer vorher verdichteten Form (organisieren) oder bildhaft ausgearbeiteten Form (elaborieren) in die Dauergedächtnisse gelangen soll. Deshalb gibt es auch hier zwei »Gedächtnisse«: Ein fluides und dynamisches, wo die Prozesse stattfinden, in denen Inhalte bearbeitet werden müssen (deshalb auch Arbeitsgedächtnisse); und ein kristallines, mechanisches, welches wir nur für das mechanische Auswendiglernen benutzen.

Die **Langzeitgedächtnisse** speichern alles, was wir uns merken wollen und müssen auf Dauer in mindestens zweierlei Formen:

- in Form einer Beschreibung in Worten (*semantisches* Langzeitgedächtnis) und
- in Form eines Tagebucheintrags, d.h. wann und wo wir an diese Information kamen (*episodisches* Langzeitgedächtnis). Ohne diesen Eintrag würden wir die Information wie in einem unbeleuchteten Keller, in dem alles auf einen Haufen geschmissen wird, nur per Zufall jemals wieder finden.

Natürlich sind die einzelnen Modellteile immer miteinander vernetzt, d.h. miteinander verbunden und »reden« miteinander:

- Bevor uns etwas bewusst wird, wird zunächst im Langzeitgedächtnis nach bereits Bekanntem gesucht.
- Findet man dort etwas, so wird dieses einfach abgerufen. Der Abruf ergänzt nun unsere Wahrnehmung oder tritt sogar an ihre Stelle.

Dies ist mit ein Grund, warum z.B. jeder nach einem Unfall etwas anderes »gesehen« hat und oft auch sofort meint zu wissen, wer schuld war. Letzteres haben wir so in Form bestimmter Vorurteile über Fußgänger, Motorradfahrer, Mercedes-Besitzer usw. natürlich längst abgespeichert.

Trotzdem sei die Frage erlaubt, ob man solche computerähnlichen Modelle wirklich auf den Menschen übertragen kann. Als Denkmodell zur Veranschaulichung jederzeit. In Wirklichkeit sind in unserem Gehirn jedoch die Übergänge zwischen den einzelnen Gedächtnisfunktionen eher fließend, d.h. man kann sie nicht ganz so zeitlich und inhaltlich festmachen. So folgt z.B. nach ca. 10 Sekunden »Bewusstseins- oder Kurzzeitgedächtnisspanne« die ca. eine Stunde während Phase, in der die Informationen erst dauerhaft ins Langzeitgedächtnis eingebunden werden müssen. Demnach kann erst nach ca. einer Stunde ohne Störung und Ablenkung etwas dauerhaft gemerkt werden. Und deshalb behalten wir Gelerntes nach einen »Schlaf«, d.h. ohne Ablenkungen und Störungen, besser.

Trotzdem vier statt zwei:

In Wirklichkeit ist alles noch ein bisschen komplizierter. Wir stellen uns nicht nur zwei, sondern **vier Langzeitgedächtnisse** vor: Neben den in Worte fassbaren oder vorstellbaren Inhalten müssen natürlich auch die Bewegungen (z.B. Ski fahren, im Auto einen Gang höher schalten) auf Dauer gespeichert werden. Aber auch Sinneseindrücke, z.B. an einen stimmungsvollen Abend, werden in einem zusätzlichen Langzeitgedächtnis eingetragen.

Das **Episodische Gedächtnis** enthält, chronologisch geordnet, emotional gefärbte Erinnerungen an Ereignisse der individuellen Lebensgeschichte. Sie liegen z.B. in Rimini 14 Tage am Strand neben jemandem und erkennen ihn zu Hause (ohne Badehose) nicht mehr. Wenn Sie in Ihrem Tagebuch den Eintrag »Rimini« finden, ist jedoch alles wieder da.

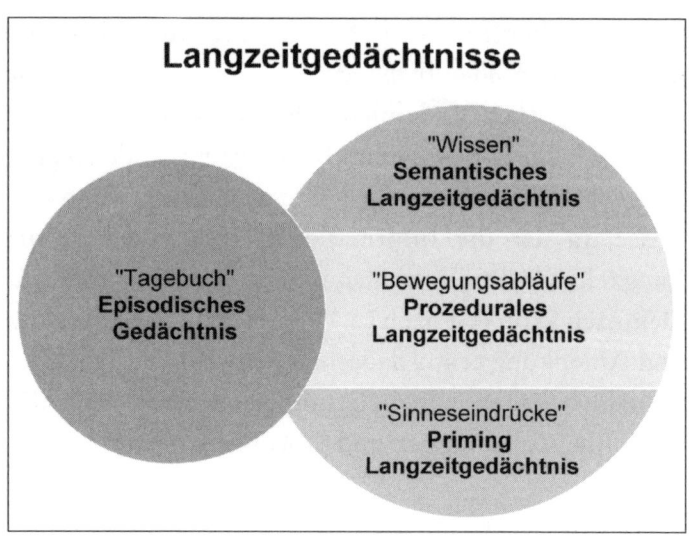

Abbildung 18: Langzeitgedächtnisse

■ Im Tagebuch steht, wo wir welche Informationen gespeichert haben.

■ Dabei gilt: Mehrere Tagebucheinträge an unterschiedlichen Stellen sind besser als einer, weil man dann von verschiedenen Seiten her die Information wiederfinden kann. So kann man den obigen Urlaub natürlich auch unter »Italienreise« oder dem »Beruf« des Liegestuhlnachbarn oder unter einem besonders bemerkenswerten »Abendessen am Strand« ablegen.

Im **Semantischen Gedächtnis** werden Schul- und Weltkenntnisse gespeichert, d.h. alles, was sich in Worte fassen lässt.

Im **Prozeduralen Gedächtnis** finden sich die Programme für eintrainierte Bewegungsabläufe (Ski fahren, Kuppeln).

Im **Priming-Gedächtnis** werden Sinneseindrücke (Farben, Formen, Gerüche etc.) gespeichert, die ähnlich erlebte Situationen in Erinnerung rufen.

Natürlich könnte man über diese Einteilungen streiten, wenn nicht die Neuropsychologen und Hirnforscher eine eindeutige Zuordnung zu bestimmten Hirnarealen gefunden hätten.

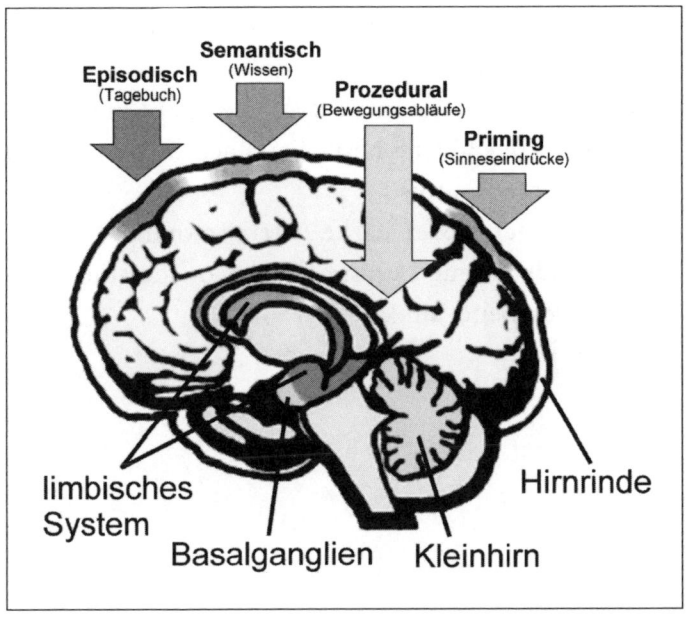

Abbildung 19: Vier Elemente des Langzeitgedächtnisses

- Das Prozedurale Gedächtnis findet man im Kleinhirn.

- Unser »Wissen«, das »Tagebuch« (»Episodisches Gedächtnis«) und das »Priming-Gedächtnis« befinden sich in der Hirnrinde. Aber an völlig verschiedenen Stellen: das Tagebuch vorne, das Wissen zentral, d. h. in der Schädelmitte, und das Priming-Gedächtnis hinten am Gehirn.

- Aber: Immer ist das Limbische System mit beteiligt. Das ist der hammerförmige tiefere Teil des Gehirns, durch den alle Informationen hindurch müssen. Hier finden die ersten Schaltungen statt, hier wird entschieden, ob etwas überhaupt an die Hirnrinde weiter geleitet und uns damit bewusst wird. Hier kommt es aber auch leicht zu Fehlschaltungen, weil hier auch die Gefühle zu Hause sind!

- Nur wenn in bestimmten Bereichen des Limbischen Systems Gleichklang herrscht, gehen Informationen ins Dauergedächtnis.

- Dabei dürfen weder starke Affekte stören,

- noch andere neue Lerninhalte, bevor die alten dauerhaft bearbeitet sind.

Wo altern wir im Gedächtnis, wo nicht?

Wichtig für ein wissenschaftlich fundiertes Gedächtnistraining ist vor allem das Wissen um jene Gedächtnisfunktionen, bei denen die deutlichsten Veränderungen mit dem Alter zusammen auftreten. Hier muss das Training besonders intensiv einsetzen. Ein Nachlassen von Gedächtnisleistungen ab dem 50. Lebensjahr um ca. 25% bis zum 75. Lebensjahr gilt dabei als normal, starke Veränderungen sprechen hingegen eher für demenzielle Prozesse.

Betroffen hiervon sind insbesondere:

- die sensorischen Speicher
- die dynamischen Kurzzeitfunktionen
- der episodische Langzeitspeicher

Davon werden besonders beeinträchtigt:

- die Wahrnehmung und Konzentration
- das Bearbeitungstempo im Kurzzeit- oder Arbeitsgedächtnis
- die Qualität der Bearbeitung, was zu einer unsystematischeren Organisation im Wissensgedächtnis führt
- das Wiederfinden von Gedächtnisinhalten

Bei Alzheimer-Patienten verlaufen diese Verluste besonders dramatisch und wirken sich am deutlichsten im Episodischen Gedächtnis und im Langzeitgedächtnis auf neue Informationen aus. So wissen diese Kranken häufig unmittelbar nach dem Essen schon nicht mehr, dass und was sie gegessen haben. Sie sind räumlich und zeitlich desorientiert. Alte Informationen aus der Jugendzeit bleiben dagegen lange erhalten. Ja – manches kommt jetzt erst richtig hoch, da es vorher durch die tägliche Flut an neuen Informationen weitgehend zugedeckt worden war.

Wie viel Information verträgt das Gedächtnis?

In unseren Augen, unseren Ohren und den anderen Sinnesorganen kommen pro Sekunde unfassbare Mengen an Informationen an. Die meisten werden überhaupt nicht wahrgenommen. Nur was uns interessieren könnte, weckt unsere Aufmerksamkeit. Nur wenig davon wird aufgenommen, um zunächst im Langzeitgedächtnis einen Abgleich mit dem dort vorhandenen Wissen zu machen. Ist die neue Information interessant, so wenden wir uns ihr jetzt zu und holen zugleich alles bereits Bekannte hervor. Beides, das Neue und das bereits Bekannte, wird uns im Kurzzeitgedächtnis für ca. 10 Sekunden bewusst gemacht.

Hier herrscht aber drangvolle Enge, denn dort finden gerade einmal ein durchschnittlich langer Satz, sieben

Ziffern oder sieben Elemente Platz. Verbildlichen kann man sich diesen Vorgang mit Schubkästen. Jeder Kasten, dessen Beanspruchung nicht unbedingt nötig ist, wird nach 10 Sekunden wieder geleert, während vorne der nächste gefüllt wird. Wie an einem Förderband. Dummerweise ist der Zugang zum Dauergedächtnis viel zu klein. Da kann alle 10 Sekunden gerade mal ein Kasten durchgeschoben werden. Viele Fachleute meinen sogar nur ein halber. Der Rest wird sofort wieder vergessen.

Wie lernt man trotzdem größere Datenmengen?

Hierzu gibt es drei Möglichkeiten:

- Man lässt solange vorne keine neuen Informationen mehr hinein, bis der letzte Kasten im Dauergedächtnis angekommen ist. Wie bei einem Schaufelradbagger: Auf jede Schaufel kommt ein Deckel und das Ganze dreht sich solange, bis alles im kleinen Zufluss zum Langzeitgedächtnis verschwinden kann. Jeder kennt dies als das Phänomen »Es geht mir im Kopf herum«. Manchmal verstopft dabei auch der kleine Zufluss zum Langzeitgedächtnis; damit ist man im Kopf durch einen Gedanken, eine Melodie, ein Ereignis, an welches man unentwegt denken muss, ziemlich blockiert.
- Man lernt langsam und lässt nur so viel Information hinein, dass gerade Mal Zufluss und Abfluss übereinstimmen. Dies geschieht im »mechanischen Kur-

zeitgedächtnis«, zum Beispiel beim mechanischen Lernen eines Gedichtes.

- Man verändert und verdichtet die Information in den 10 Sekunden oder reduziert sie auf das wesentlich Neue, weil im Dauergedächtnis der Rest schon vorhanden ist; oder man verknüpft sie z.B. mit einem bekannten Bild. Häufig merken wir uns auch nur eine »Theorie«, d.h. eine verbale Beschreibung (weit, hoch, unsympathisch usw.), die wenig Platz braucht, aber es uns später erlaubt, die Bilder wieder herzustellen. Immer mit dem Ziel, die Information durch das kleine Loch zum Langzeitgedächtnis hindurch zu bringen. Dies passiert im dynamischen Kurzzeit- oder Arbeitsgedächtnis. Hier pressiert es. Deswegen spielt in diesem Gedächtnisbereich die Informationsverarbeitungsgeschwindigkeit eine wichtige Rolle.

Um all diese Prozesse nicht zu stören, wird vorne, d.h. in unserem Auge bzw. unseren Ohren, dicht gemacht. Wir konzentrieren uns ganz auf die eine Sache, die wir uns merken wollen, und lassen uns nicht von Neuem stören. Wenn uns das nicht gelingt – was wir natürlich beeinflussen können – dann haben wir bis zum nächsten Morgen alles wieder vergessen.

Und nun zum Langzeit- oder Dauergedächtnis. Dieses stellen wir uns eigentlich als unendlich großen Speicher vor, unterteilt, wie wir schon gehört haben, in verschiedene Abteilungen oder Regale. Die Informationen, die wir im motorischen Regal aufbewahren, sind dort ziemlich dauerhaft gelagert. Wenn man einmal Radfahren kann, dann verlernt man das nicht wieder, gleiches gilt z. B. fürs Skifahren oder das Schalten eines Autos. Trotzdem, wenn man jahrelang etwas nicht mehr ausgeübt hat, laufen die Prozesse nicht ganz so flüssig. Dies kann auch mit unserer Motorik zu tun haben, die nicht mehr in Übung ist. Im Kleinhirn bzw. im motorischen Speicher liegen nur die Programme, die Ausführung erfolgt natürlich durch die Muskeln, die womöglich nicht mehr für die geforderten Bewegungsabläufe trainiert sind.

Ähnlich dauerhaft ist wahrscheinlich auch unser Wissen gespeichert. Trotzdem vergessen wir viel, weil wir nicht mehr an die Information herankommen, was mit den fehlenden Einträgen im Tagebuch zusammenhängt. Wenn ich nicht weiß, wo etwas im Regal abgelegt ist, wie soll ich es dann finden? Und um alles zu durchsuchen haben wir keine Zeit. Vieles was wir mechanisch gelernt haben, Einkaufslisten zum Beispiel, wollen wir natürlich gar nicht wieder finden. Und wenn über viele Jahre hinweg die Information nie mehr aus dem Regal genommen wird, dann verblasst sie langsam. Dies ist der normale Vergessensvorgang. Schon die Griechen wussten, dass »Engramme« (mit dem Finger in eine Wachstafel eingravierte Texte), wenn man sie der Sonne und dem Sand aussetzt, allmählich verblassen.

An manche Ereignisse erinnern wir uns im Laufe der Zeit immer »freundlicher«, besonders, wenn es unangenehme Ereignisse waren, wie Krieg und Gefangenschaft oder Erlebnisse, in denen wir starke negative Gefühle hatten. Diese Tendenz zur »Guten Gestalt« wurde schon in den zwanziger Jahren des letzten Jahrhunderts an der Universität Würzburg erforscht. Jedes Mal, wenn wir den alten Vorgang ins Bewusstsein abrufen, wird er neu bearbeitet, geputzt, ein bisschen geglättet und dann wieder neu abgespeichert, das Alte also überschrieben.

Einige Beispiele:

- Wir merken uns Telefonnummern im Umfang von 7 ± 2 Ziffern, das kann jeder selbst ausprobieren. Wenn wir jung sind, eher $7 + 2$, wenn wir älter werden, eher $7 - 2$!
- Das Kurzzeitgedächtnis, also unser Bewusstsein, ist bei Jugendlichen ca. 10 Sekunden lang. Der Umfang reduziert sich mit zunehmendem Alter auf bis zu 5 Sekunden.
- Deswegen müssen auch die Telefonnummern kürzer werden. Deswegen verstehen ältere Menschen auch unsere langen Sätze nicht mehr und werden misstrauisch: Da ist der Anfang des Satzes schon vergessen, während das Ende noch gar nicht gesagt wurde.
- Wenn wir als Erwachsener an einen Ort unserer Jugend zurückkommen, so wundern wir uns häufig, dass unsere »inneren Bilder« nicht stimmen. Die sagen, die Häuser waren groß, zum Nachbarn war es weit usw. ... Die Wirklichkeit jedoch ist genau um-

gekehrt. Woran liegt das? Es liegt eben daran, dass wir keine Bilder speichern wie der Computer, sondern »Theorien« (z. B. hoch, weit), die uns helfen, die Bilder zu rekonstruieren. Da die Perspektive als Erwachsener eine andere ist als die des Kindes, können natürlich auch die »Theorien« nicht mehr übereinstimmen.

■ Viele Leute können sich angeblich keine Namen merken. Wenn sie aber ehrlich zu sich sind, dann können sie feststellen, dass sie schon wenige Sekunden nach der Vorstellung den Namen nicht wussten. Sie haben ihn also nicht vergessen, sondern sie haben ihn sich nie gemerkt, weil sie unaufmerksam waren. Viele Gedächtnisprobleme haben mit unserer Unaufmerksamkeit zu tun. Was kann man in diesem Fall anders machen? Man müsste sich den Namen erst mal bewusst machen, mindestens einmal aussprechen und noch besser sich bildhaft vorstellen. Aber darauf kommen wir noch.

Und wenn der Platz nicht reicht: Ordnung ist das halbe Leben

Wir haben gehört, dass der Zugang zum Dauergedächtnis extrem klein ist. Wir müssen also häufig eine Vielzahl an Information erst in wenige Informationen umkodieren. Darunter versteht man die Übersetzung der von außen kommenden Informationen in interne, d. h.

an unser bereits vorhandenes Wissen angepasste Informationen. Dies setzt natürlich ein »Reden« mit dem Langzeitgedächtnis voraus. Was gibt es dort schon alles, was liegt da schon alles in den Regalen? Reicht es vielleicht, wenn ich mir nur ein paar Hinweise in mein Tagebuch schreibe, auf das, was ich schon alles weiß?

Ich merke mir also keine bloße Kopie der Umwelt, das würde viel zu viel Platz wegnehmen, sondern erarbeite mir eine komprimierte Gedächtnis-Spur, wie auf einem Spickzettel. Dies nennt man »Kodierung«.

Kurz zum Spickzettel: Am Anfang war er mehrere Seiten lang, dann verdichteten wir den Stoff immer weiter, am Schluss blieb nur noch ein klitzekleiner Zettel übrig. Auf den hätten wir auch verzichten können, denn wir hatten in der Zwischenzeit den Stoff verstanden, d.h. durch mehrfaches Einordnen die Zusammenhänge mit unserem Wissen hergestellt. Somit brauchten wir uns nur noch die Zusammenhänge oder »Theorien« zu merken. Die aber nehmen wenig Platz ein, weil sie schon »verdichtet« sind:

- Wir speichern keine Bilder, Sätze oder Bücher, sondern
- wir reduzieren die Information auf das Wesentliche und das wirklich Neue,
- häufig in Form einer »Theorie« (z.B. groß, weit, hässlich)
- Abruf ist Rekonstruktion, nicht bloßes Abrufen!
- Kodierung kann auf verschiedene Weise erfolgen:
  - durch Gruppieren und Ordnen. So reicht es häufig,

wenn man sich nur die Oberbegriffe merkt (»Groß-
städte«), statt alle Namen auswendig zu lernen
- durch Sprüche/Eselsbrücken: »333 gab es bei Issus
  eine Keilerei«
- bildhafte Vorstellungen (man stellt sich beim Namen »Hahn« tatsächlich bildhaft einen Hahn im
  Hühnerhof vor) und Gedächtnistafeln bzw. die
  Methode der Orte (im nächsten Kapitel)
- durch das Herstellen von Zusammenhängen, d.h.
  mehrfaches Einbetten in das Vorhandene

Technik, Technik

»Viele klagen über ihr schwaches Gedächtnis,
aber nur wenige über ihren schwachen Verstand.«

Das heißt: Es mangelt am richtigen Umgang mit dem
Gedächtnis. Wer aufmerksam das letzte Kapitel gele-
sen hat, weiß, was dies bedeutet. Unsere Gedächtnis-
kapazitäten sind beschränkt, wir können sie aber öko-
nomischer ausnutzten und erhalten damit ein besseres
»Gedächtnis«. Mit diesem Prinzip arbeiten übrigens
alle »Gedächtniskünstler«. Werden Sie auch einer! In
den SimA®-Gruppen bekommen Sie die dazu nötigen
Hilfen. Man erklärt Ihnen auch den Umgang mit der
Gedächtnistafel, den man allein nur schwer erlernen
kann. Zumindest nicht mit soviel Spaß wie in einer

Gruppe. Hier sei nur die »Loci-Technik«, die »Technik der Orte«, erklärt. Sie eignet sich hervorragend zum Merken von z. B. Einkaufs- oder Namenslisten.

Beschrieben wurde sie das erste Mal von dem römischen Dichter Cicero in *De oratore* (2, 351ff). Cicero berichtet dort eine Begebenheit aus dem griechischen Altertum:

> *Da hatte ein Mann namens Simonides bei einem Bankett eines Adligen aus Thessalien ein Gedicht vorgetragen. Kaum war er fertig, wurde er aus dem Festsaal herausgeholt. Augenblicke später stürzte das Dach des Gebäudes ein. Alle Gäste wurden unter den Trümmern begraben und starben. Ihre Leichen waren so entstellt, dass man sie nicht mehr identifizieren konnte. Wie sollten da die verzweifelten Angehörigen ihre Toten finden? Simonides half ihnen dabei, denn er konnte sich genau daran erinnern, wo die einzelnen gesessen hatten.*
>
> *Aus dieser Erfahrung folgerte Simonides, dass man Objekte und Ideen besser ins Bewusstsein zurückrufen kann, wenn man ihnen bestimmte räumliche Positionen zuweist.*

Damit war das Verfahren der »Loci-Methode«, der Methode der »Orte«, erfunden. Weil man dazu gedanklich immer eine bestimmte »Route«, d. h. einen bestimmten Weg abschreitet, nennt man dieses Verfahren auch »Routensystem«.

Wie geht man nun vor?

Man merkt sich einen Weg, den man »in- und auswendig« kennt und nummeriert die einzelnen Positionen. Also z.B.:

1. Wohnungstürschloss
2. Garderobe
3. Wohnzimmertür
4. Esstisch
5. Fernseher

Beim Merken der einzelnen Dinge oder Personen durchwandert man mit seinem inneren Auge diese »Route« (Weg) und legt Wort für Wort (schön der Reihenfolge nach) an den einzelnen Stationen ab oder verbindet sie zum Teil sogar mit einer Geschichte. Wichtig ist dabei, dass man die Reihenfolge einhält, also keinen Platz der Route auslässt.

Beim Wieder-Abrufen führt man sich den Weg erneut Stück für Stück vor Augen und findet an den einzelnen Stationen der Route die abgelegten Worte, Gegenstände usw. wieder.

Nach kurzer Übung kann das jeder. Wichtig ist nur, dass man zwischen dem zu Merkenden und dem Ort eine Verbindung herstellt, als Bild oder Idee oder als Geschichte.

Dies ist natürlich Technik. Sie hilft uns, besser mit unseren begrenzten Möglichkeiten umzugehen. Sie beeinflusst aber nicht unsere Defizite, wie sie insbeson-

dere in der Wahrnehmung und in den fluiden, dynamischen Gedächtnisleistungen auftreten. Hier helfen die
SimA® basic-Übungen (vgl. Kapitel 9: »Man nehme
täglich …«).

6 Gedächtnisprobleme — kurz gefasst

Wiederum für den eiligen Leser, die wichtigsten Erkenntnisse und Prinzipien zusammengefasst:

Es gibt nicht das Gedächtnis, es gibt unterschiedliche Gedächtnisfunktionen. Diese altern unterschiedlich. Man unterscheidet zwischen...

- *Sensorische Gedächtnisse* (für Sehen, Hören und Fühlen),
- *Kurzzeitgedächtnisse* (für mechanisches Auswendiglernen und dynamisches Bearbeiten, »Kodieren«) und
- *Langzeitgedächtnisse* (für das Tagebuch, das Wissen, Bewegungsabfolgen und gefühlsbeladene Sinneseindrücke)

Wer nicht aufmerksam den Namen eines anderen wahrnimmt, kann sich diesen auch nicht merken! Wer sich nicht bemüht, vor dem Merken etwas zu Denken, hat keine Chance, viel ins Langzeitgedächtnis zu bringen. Nur Dumme lernen Bücher auswendig! Wer »vergisst«, sich zu merken, wann und wo er sich etwas gemerkt hat, wird dies nie wieder finden.

In den oben genannten drei Bereichen »altern« wir vorwiegend in den sensorischen Gedächtnissen, im mechanischen Kurzzeitgedächtnis und im »Tagebuch«. Deshalb setzt hier auch speziell das SimA®-Training an mit seinen täglichen Basic-Übungen, die in Kapitel 9 ab Seite 109 beschrieben werden. Zusätzlich kann man Gedächtnisleistungen durch Gedächtnis-Technik verbessern. Hierzu sollte man einen SimA®-Kurs besuchen. In der Gruppe lernt man das leichter und es macht mehr Spaß.

7 Wie bleibt man kompetent?

Warum ist Kompetenz im Alltag so wichtig?

Heute muss man für alles kompetent sein. Kompetent, um einen Videorekorder zu bedienen, kompetent, um eine »E-Mail« (einen elektronischen Brief übers Internet) zu versenden, kompetent, um »Online–Banking« (das Erledigen seiner Geldgeschäfte am eigenen Computer) zu beherrschen, kompetent, um einen Fahrkartenautomaten zu bedienen, kompetent, um seine Gesundheit »zu managen« oder kompetent, um soziale Kontakte zu knüpfen. Wer nicht kompetent ist, der wird sehr schnell zum Außenseiter in unserer Gesellschaft und als dumm angesehen.

Dabei ist Kompetenz nur zu einem Teil von dem Können einer Person abhängig. Um am Fahrkartenautomaten kompetent die richtige Fahrkarte kaufen zu können, muss der Automat natürlich auch entsprechend verständlich programmiert und die Preisstruktur durchschaubar sein. Wenn das nicht der Fall ist, wird auch der Intelligenteste, wie man an sich selbst in einer fremden Stadt beobachten kann, schnell inkompetent. Es sei denn, er findet jemanden, der ihm alles erklärt.

Kompetenz entsteht also stets aus dem Wechselspiel zwischen der Person, der materiellen (der Automat) und der sozialen Umwelt (der Helfer).

Ist ein älterer Mensch nach einem Schlaganfall körperlich eingeschränkt, so können technische Hilfsmittel, z. B. Wannenlifter, eine entsprechende barrierefreie Gestaltung seiner Wohnung und Hilfeleistungen bei Einkäufen dazu beitragen, dass diese Person trotz ihrer Behinderung weitgehend selbständig, d. h. kompetent in ihrer eigenen Wohnung verbleiben kann.

Wenn jemand mit Video- oder DVD-Rekordern nicht zurechtkommt, d. h. hierzu inkompetent ist, dann kann er einen Kurs besuchen; einfacher wäre es wahrscheinlich, wenn man die Bedienung vereinheitlichen und vereinfachen würde.

Bis vor kurzem glaubten wir an das »medizinische Menschenbild«. Wenn jemand in bestimmten Bereichen inkompetent wird, dann muss er zur Kur bzw. zur Reha. Häufig wäre es jedoch viel effizienter für den Erhalt oder die Wiederherstellung seiner Kompetenz, wenn man seine Umwelt barrierefreier gestalten würde und ihm die entsprechenden technischen Hilfsmittel zur Verfügung stellen würde. Eine Sichtweise, die sich erst sehr langsam durchsetzt und die sich beispielsweise angesichts zu hoher Bordsteine, zu schnell geschalteter Fußgängerampeln und der Gestaltung von Automaten und behördlichen Formularen noch viel zu wenig herumgesprochen zu haben scheint.

Farb-Wort-Übung

rot	grün	gelb	blau	gelb	grün
gelb	rot	gelb	grün	blau	rot
gelb	blau	grün	blau	grün	gelb
rot	gelb	blau	grün	blau	grün
rot	grün	gelb	rot	gelb	blau
grün	blau	rot	grün	rot	blau
gelb	rot	blau	rot	grün	gelb
grün	gelb	blau	gelb	grün	rot
gelb	grün	rot	blau	rot	gelb
blau	rot	grün	gelb	blau	grün
blau	gelb	rot	gelb	grün	rot
grün	blau	gelb	blau	gelb	rot
gelb	grün	blau	grün	gelb	blau
rot	blau	grün	gelb	rot	grün

Das SimA®-Kompetenztraining

Das SimA®-Kompetenztraining, wie es in den SimA®-Gruppen vermittelt wird, versucht, diesen sehr unterschiedlichen Aspekten von Kompetenz gerecht zu werden. Um seine Kompetenz zu trainieren, sollte man eine SimA®-Gruppe besuchen.

Hier eine Übersicht über mögliche Themen, wie sie in den SimA®-Gruppen behandelt werden:

- Veränderungen im Alter
- Technische Hilfen im Haushalt
- Wohnen im Alter
- Pflegebedürftigkeit im Alter
- Krankheitsbewältigung
- Medikamente im Alter
- Soziales Netzwerk
- Soziale Fähigkeiten und Kontakte
- Würdiges Sterben und Trauer
- Regionale Hilfsdienste

In diesem Buch beschränken wir uns auf Aspekte, die man von der Kompetenz von Piloten lernen kann.

Lernen von der Kompetenz von Piloten

Fast jeder von Ihnen saß schon einmal in einem Flugzeug. Da verlässt man sich natürlich darauf, dass die Piloten es schon richtig machen. Und die Piloten? Verlassen die sich auch darauf?

Natürlich nicht! Das wäre viel zu gefährlich, denn auch Piloten sind nicht immer zu 100 % konzentriert, denn auch Piloten haben manchmal einen »schlechten Tag« und auch Piloten sind nach einem langen Transatlantikflug nicht mehr topfit.

Piloten verlassen sich deshalb immer auf Checklisten! Das sind Listen, in denen jeder Handgriff, jede Einstellung festgeschrieben ist. Einer liest vor, der andere Pilot prüft und bestätigt. So wird zum Beispiel ein Außencheck, ein Anlass-Check, ein Start-Check oder ein Landungs-Check gemacht. Und auch für jeden Notfall gibt es eine eigene Anweisung, die abgearbeitet werden muss, damit man ja nichts vergisst.

Was können wir daraus lernen? Wenn wir ganz sicher sein wollen, ja nichts zu vergessen, z.B. bei einer Urlaubsreise, dann sollte man auch Checklisten haben. Aber es geht nicht nur um das Vergessen. Gerade beim Urlaub ist es mit zunehmendem Alter immer schwieriger, sich zu entscheiden, was man eigentlich mitnehmen will. Da nimmt so eine Liste vom letzten Jahr schnell den »Stress« heraus.

Wann sollte man diese erstellen? Idealerweise beim Kofferauspacken nach dem Urlaub, da weiß man am besten, was man wirklich brauchte und was nicht.

Solche Listen sollte man immer für sich höchst persönlich erstellen, denn vorgefertigte Listen sind von Natur aus entweder überladen oder unvollständig.

Für was braucht man solche Checklisten? Bei SimA® glauben wir, mindestens für…

- die Flüssigkeitsaufnahme (Trinken)
- die wöchentliche Überprüfung der Vorratshaltung
- den Sommerurlaub
- sonstige Reisen
- Familienfeste
- das Verlassen der Wohnung
- Arztbesuche
- Behördenbesuche
- das Einholen eines Handwerkerangebotes
- Geldangelegenheiten usw.

Im Folgenden finden Sie zu den ersten drei Punkten Beispiel-Listen, die Sie selber vervollständigen sollten. Daran anschließend ist eine leere Checkliste abgedruckt, die Sie selber gestalten können.

Checklisten für kompetentes Handeln

Wir haben schon vorher davon gehört, dass Piloten nichts dem Zufall überlassen. Deshalb gehört Fliegen auch zu den sichersten Verkehrsmitteln. Allerdings »fliegen« wir nicht alle das gleiche Flugzeug, aus diesem Grund macht es wenig Sinn, jedem das Gleiche vorschreiben zu wollen. Die folgenden Anregungen sind deshalb als Hilfe zur Erstellung eigener Checklisten gedacht. Die Themenbereiche lassen sich dabei natürlich entsprechend den persönlichen Bedürfnissen jederzeit selbst erweitern.

Flüssigkeitsaufnahme (Trinken)

Über den Tag verteilt sollte man etwa 2 Liter Flüssigkeit zu sich nehmen. Das sieht nach viel aus. Viele überschätzen dabei die Menge ihrer Flüssigkeitsaufnahme. Deshalb hilft nur genaueste Kontrolle.

Es ergibt wenig Sinn, bei den unterschiedlichen Ess- und Trinkgewohnheiten detaillierte Vorschläge zu machen, was man zu welchem Zeitpunkt während des Tages trinken sollte. Hilfreich ist aber ohne Zweifel, wenn man ab und zu überprüft, wie viel man tatsächlich während eines Tages trinkt bzw. als Suppe zu sich nimmt.

Notieren Sie deshalb ein Jahr lang mit Hilfe folgender Liste (oder auf einem Blatt Papier) jeweils im Frühling, Sommer, Herbst und Winter an einem Tag alle Flüssigkeiten, die Sie während eines Tages zu sich genommen haben, so dass Ihnen nach 12 Monaten 4 Protokolle vorliegen. Gehen Sie dabei folgendermaßen vor:

Für die Berechnung der Flüssigkeitsmenge legen Sie bitte folgende Werte zu Grunde und beachten Sie, dass Sie mindestens 2 Liter Flüssigkeit pro Tag zu sich nehmen sollten:

Flüssigkeit/Getränk	Menge
1 Tasse Kaffee oder Tee	0,2 Liter
1 Glas Milch, Saft, Wasser usw.	0,2 Liter
1 Teller Suppe	0,2 Liter
1 Glas Wein	0,2 Liter
1 Glas (1 Flasche) Bier	0,25 (0,5) Liter

Tabelle 4: Flüssigkeitsmengen pro Getränk

Frühling

Montag, 02. März

Uhrzeit	Flüssigkeit/Getränk	Menge (Liter)
7.00	2 Tassen Milch	0,4
9.00	2 Tassen roter Tee	0,4
10.00	1 Glas Buttermilch	0,2
12.00	2 Gläser Wasser	0,4
13.00	1 Tasse Kaffee	0,2
16.30	1 Glas Wasser	0,2
19.00	2 Gläser Bier	0,5

Liter insgesamt:　2,3

Abbildung 20: Beispiel Checkliste Flüssigkeitszufuhr

Frühling

Montag, ...

Uhrzeit	Flüssigkeit/Getränk	Menge (Liter)

Liter insgesamt: _____

Sommer

Dienstag, ...

Uhrzeit	Flüssigkeit/Getränk	Menge (Liter)

Liter insgesamt: _____

Herbst

Mittwoch, ...

Uhrzeit	Flüssigkeit/Getränk	Menge (Liter)

Liter insgesamt: _____

Winter

Donnerstag, ...

Uhrzeit	Flüssigkeit/Getränk	Menge (Liter)

Liter insgesamt: _____

Einkaufen und Vorratshaltung

Für eine täglich ausgewogene Ernährung ist eine Auswahl an unterschiedlichen Nahrungsmitteln im Haushalt notwendig.

Die folgende Liste soll Ihnen dabei helfen, das Wichtigste immer vorrätig zu haben. Insbesondere sollten Sie daran denken, dass Sie für den Fall einer Erkrankung für ungefähr acht Tage die wichtigsten Lebensmittel zu Hause haben. Sie sollten also auch haltbare Lebensmittel und Tiefgefrorenes einkaufen.

Auch diese Liste kann individuell geändert und ergänzt werden. Die Klammerangaben beziehen sich auf allgemeine Ernährungshinweise.

Nehmen Sie diese Liste in die Hand und überprüfen Sie vor jedem Einkauf Ihre Vorräte. Vergessen Sie dabei nicht die Gefriertruhe. Alles was fehlt, sollte auf den Einkaufszettel.

Eine gute Hilfe für eine ernährungsphysiologisch ausgeglichene Zusammenstellung und Vorratshaltung gibt zum Beispiel auch das Buch *Aldidente* von Astrid Paprotta und Regina Schneider. Tipps zur Vorratshaltung finden Sie auch im Internet z. B. auf der Homepage des Deutschen Hausfrauenbundes: *www.dhb-netzwerk-haushalt.de* oder auch auf: *www.besserhaushalten.de*

Lebensmittel
■ Butter
■ ~~Margarine~~ *(halbfett, 250 g)*
■ Pflanzenöl
Olivenöl für Rohkost
Sonnenblumenöl zum Kochen
■ Milch *(1,5 % Fett)*
■ Joghurt
■ Buttermilch
■ Käse *(Gouda / Camembert)*
Saure Sahne
■ Kaffee *(250 g)*
■ ~~Tee~~
■ Säfte *(Karottensaft)*
■ Bier (max. 2 Fl./tgl.)
■ ~~Wein~~ (max. 1 Glas/tgl.)
■ Mineralwasser
Schokolade (zartbitter)
Butterkekse

Abbildung 21: Beispiel Checkliste Vorratshaltung

Lebensmittel
■ Brot (auch eingefroren)
■ Kartoffeln
■ Nudeln
■ Reis
■ Hülsenfrüchte
■ Sojaprodukte
■ Gemüse (nach Saison)
■ Salat
■ Frischobst (nach Saison)

Lebensmittel

- Fleisch (max. 1- bis 2-mal/Wo.)
- Wurst (max. 1- bis 2-mal/Wo.)
- Eier (max. 3-mal/Wo.)
- (See)Fisch (1- bis 2-mal/Wo.)

- Milch
- Joghurt
- Buttermilch
- Käse
- Butter
- Margarine
- Pflanzenöl

Lebensmittel

- Salz
- Zucker
-
-
-
-
-
-
-
-
- Kaffee
- Tee
- Säfte
- Bier (max. 2 Fl./tgl.)
- Wein (max. 1 Glas/tgl.)
- Mineralwasser
-
-
-
-
-
-
-

Urlaub

Jedes Mal das Gleiche! Man quält sich vor einer Reise mit der Frage, was man alles mitnehmen muss. Man hat bei der Abreise das Gefühl, dass man Wichtiges vergessen hat und man stellt nach einer Weile fest, dass man viel zu viel mitgenommen hat.

Hier hilft nur eine Reise-Checkliste, am besten mehrere: für einen Kurzbesuch übers Wochenende im Sommer, im Winter, für den Sommerurlaub, für den Winterurlaub. Auch hier gilt: Die einzelnen Bedürfnisse sind viel zu unterschiedlich, als dass man – über einige grundsätzliche Empfehlungen hinaus – allgemeine Vorschriften machen könnte. Diese Listen muss sich also jeder selbst zusammenstellen.

Am besten am Ende einer Reise.
Während man den Koffer auspackt.
Da weiß man am genauesten, was fehlte und was man alles Überflüssiges mithatte.

Checkliste: Sommerurlaub

Reiseunterlagen

Flug-/~~Bahntickets~~	Krankenversicherung
Bestätigung (Reservierung)	Schutzbrief
~~(Int.) Führerschein~~	Bankkarten / ~~Schecks~~
Ausweis (Kopien, separat)	Bargeld, Sorten
Pass	Notfalltelefonnummern
Visum	Adressliste
Reiseführer	*Hotelführer*
Impfungen	

Zuhause

Wertsachen deponiert?	Post abbestellt (Nachbar)?
Blumen gießen organisiert?	Zeitung ab-/umbestellt?
Telefonrufumleitung /AB	Heizung auf Nachtbetrieb?
Bügeleisen, Herd etc. aus?	Licht aus?
Kühlschrank geleert?	Adresse hinterlassen?
Müll entsorgt?	Wasser abgedreht?
Fenster, Türen gesichert?	Abgesperrt?
Haustier versorgt?	*Eier abbestellt?*

Abbildung 22: Beispiel Checkliste Urlaub

Kopiervorlage Checkliste Sommerurlaub

Checkliste: Sommerurlaub	
Reiseunterlagen	
Flug-/Bahntickets	Krankenversicherung
Bestätigung (Reservierung)	Schutzbrief
(Int.) Führerschein	Bankkarten / Schecks
Ausweis (Kopien, separat)	Bargeld, Sorten
Pass	Notfalltelefonnummern
Visum	Adressliste

Kopiervorlage Checkliste Sommerurlaub

Checkliste: Sommerurlaub

Zuhause	
Wertsachen deponiert?	Post abbestellt (Nachbar)?
Blumen gießen organisiert?	Zeitung ab-/umbestellt?
Telefonrufumleitung /AB	Heizung auf Nachtbetrieb?
Bügeleisen, Herd etc. aus?	Licht aus?
Kühlschrank geleert?	Adresse hinterlassen?
Müll entsorgt?	Wasser abgedreht?
Fenster, Türen gesichert?	Abgesperrt?

Für alle weiteren Anlässe können Sie sich Ihre eigenen Checklisten schreiben. Auf der nächsten Seite finden Sie eine Blanko-Liste, die Sie vervielfältigen und nach Ihren persönlichen Bedürfnissen gestalten können. Wie bereits erwähnt, ist es sinnvoll, die Checkliste jeweils am Ende einer Reise bzw. nach einer Erledigung zu verfassen bzw. zu ergänzen, eben dann, wenn einem direkt vor Augen steht, was vergessen wurde oder vergessen werden könnte. Hier nur einige Checklistenbeispiele:

Zum Thema Reise wären u.a. folgende Listen vorstellbar:

- **Winterurlaub** (z.B. Reiseunterlagen, Garderobe, Erledigungen zu Hause)
- **Wochenendbesuch bei Verwandten** (z.B. Inspektion des Wagens, Routenplanung, Fahrzeugpapiere, Garderobe, Geschenke)
- **Familienfest** (z.B. Einladungen, Tischkarten, Bestellungen beim Bäcker, Metzger, Blumenladen)

Erledigungen des Alltags könnten sein:

- **Verlassen der Wohnung** (z.B. Herd abgeschaltet?, Schlüssel abgezogen?, Schlüssel eingesteckt? etc.)
- **Arztbesuch** (z.B. Vorsorgeuntersuchungen, Medikamenteneinnahme, Überweisung)
- **Kostenvoranschlag beim Handwerker** (z.B. Mehrwertsteuer, Rabatte, Zahlungsfristen, Garantie)

- **Behördengang** (z.B. Öffnungszeiten, benötigte Unterlagen, Parkmöglichkeiten bzw. Abfahrtszeiten öffentlicher Verkehrsmittel)
- **Geldangelegenheiten bei der Bank** (z.B. Schalter-Öffnungszeiten, Automaten, EC-Karte)

Checkliste:	

8 Sich regen bringt Segen! Oder: Was ist Psychomotorik?

In den letzten Jahrzehnten nahmen die Erkenntnisse über Zusammenhänge von körperlicher Aktivität, Gesundheit und Alzheimer rapide zu. Die Bedeutung der Bewegung im weitesten Sinne für den Menschen wurde dabei immer mehr in den Mittelpunkt gerückt. Eine wissenschaftlich abgesicherte Erkenntnis ist heute, dass Bewegungsmangel den Alternsprozess mit all seinen Begleiterscheinungen beschleunigt. Damit verbunden sind nicht nur Einschränkungen in der Lebensqualität des älteren Menschen, sondern notorischer Bewegungsmangel kann womöglich zu einem frühzeitigen Ausbruch der Alzheimersymptomatik führen. Hierauf wird noch am Ende des Kapitels näher eingegangen.

Bewegungsmangel bleibt also in jeder Hinsicht nicht ohne Folgen: Die Muskulatur bildet sich langsam zurück, die Leistungsfähigkeit des Kreislaufs verringert sich und auch die Fähigkeit, das Gleichgewicht zu halten, wird geringer. Selbst gesunde ältere Menschen verlieren ca. 3–4 % ihrer Kraft im Jahr. Von großer Bedeutung ist der Verlust von Muskelmasse, wobei der Verlust von Muskelfasern nicht mehr rückgängig gemacht werden kann. So reduziert sich die Muskelmasse im Durchschnitt bis zum 60. Lebensjahr um etwa 20 % und bis zum 75. Lebensjahr sogar um 30 %. Auch die maximal erreichbare Herzfrequenz nimmt mit dem Alter ab. So ist die oberste Grenze bei 60-Jährigen etwa bei 160 Schlägen/min. und bei einem 70-Jährigen bei 150/min., während ein Jugendlicher ca. 220/min. erreichen kann. Inaktivität kann hinsichtlich der Leistungsfähigkeit eines Menschen einen Unterschied von 20 bis 30 Lebensjahren ausmachen.

Auf der anderen Seite haben wissenschaftliche Studien belegt, dass mit einem angemessenen Training bis ins hohe Alter hinein entsprechende körperliche Leistungen möglich sind. Ältere Sportler können ähnlich schnell reagieren wie junge Nichtsportler. Sowohl dem altersbedingten Muskelabbau als auch den Veränderungen am Herz-Kreislauf-System kann durch ein gezieltes, angepasstes körperliches Training entgegengewirkt werden. Dies gilt auch, wenn ein leichtes körperliches Training erst nach dem 60. oder 70. Lebensjahr aufgenommen wird. Durch ein Krafttraining kann man die Leistungsfähigkeit der Muskulatur deutlich verbessern – und dies in jedem Alter. Auch die Ausdauerleistungsfähigkeit kann mit einem gezielten Training im Alter noch verbessert werden. Wichtig ist dabei, dass dies »aerob« geschieht, d.h. man mehr Sauerstoff aufnimmt, als man braucht. Dabei reicht es, wenn man täglich mindestens 20 Minuten läuft oder...

**»... seinen Hund 20 Minuten ausführt,
auch wenn man keinen hat!«**

Andere Beispiele für ein Ausdauertraining sind Radfahren, Schwimmen, Wandern und Skilanglauf, aber auch Gartenarbeit und Treppensteigen. Wichtig ist dabei immer die Geschwindigkeit, in der die Bewegung ausgeführt wird. Diese entscheidet darüber, wie intensiv das Ausdauertraining wirkt. Feststellen kann man das an seinem Puls oder auch an seinem individuellen Wohlbefinden.

Was unterscheidet nun die Psychomotorik nach SimA® von Sport? Sport ist in erster Linie auf Kraft und Ausdauer ausgerichtet, Psychomotorik dagegen stärker auf Wahrnehmung, Bewegungskoordination und Gleichgewicht. Dies müssen nicht unbedingt Gegensätze sein. Wir haben gerade gesehen, wie wichtig Kraft und Ausdauer im höheren Lebensalter sind. Für eine angepasste Bewältigung im Alltag aber am wichtigsten sind ...

- unsere Wahrnehmung,
- eine koordinierte Bewegung
  (entsprechend den Anforderungen der Umwelt),
- unser Gleichgewicht und
- unsere Beweglichkeit.

Natürlich geht dies nicht ohne ein Minimum an Kraft und Ausdauer. Die Schwerpunkte sind aber anders gesetzt: Weder der Leistungssport noch Sportarten mit hohem Verletzungsrisiko haben neben den genannten Inhalten bei der Psychomotorik eine Bedeutung.

Auch braucht man hierzu keine teuren Sportgeräte. Es reichen einfachste Hilfsmittel, wie Luftballons und

Stofftaschen. Dass darüber hinaus, sozusagen nebenbei, auch noch Kraft und Ausdauer mittrainiert werden, ist eine diesmal durchaus erwünschte Nebenwirkung.

Gerade ein Nachlassen der Gleichgewichtsfähigkeit ist für den älteren Menschen bedrohlich, da mit einem Sturz und seinen Folgen auch häufig der Verlust an Selbständigkeit droht. Aus diesem Grund wird neuerdings auch dem Training des Gleichgewichts ab 60 höchste Priorität eingeräumt. Durch ein entsprechendes Koordinationstraining können die Verletzungsgefahr verringert, überflüssige Begleitbewegungen beseitigt und damit eine rasche Ermüdung vermindert werden.

Viele machen auch die Erfahrung, dass man sich am Morgen nach dem Aufstehen *richtig steif fühlt*. Die Ursache dafür: Die Elastizität von Sehnen und Muskeln lässt mit zunehmendem Alter mehr und mehr nach. Wissenschaftlich konnte nachgewiesen werden, dass die Beweglichkeit durch ein gezieltes Training bis ins hohe Alter verbessert werden kann.

Neben diesen positiven Wirkungen auf Kreislauf, Muskulatur und Lebensqualität zeigten neuere Studien deutlich, dass sich auch demenzielle Veränderungen im Sinne von Alzheimer um Jahre hinauszögern lassen, wenn man sich regelmäßig bewegt.

So hatten Männer zwischen 71 und 93 Jahren, die weniger als 400 Meter täglich liefen, gegenüber Männern, die sich täglich drei und mehr Kilometer (2 Meilen) bewegten, ein doppelt so hohes Risiko, innerhalb der nächsten sechs Jahre an Alzheimer zu erkranken.

Andere Studien zeigten, dass es schon genügt, wenn man sich mindestens viermal pro Woche so kräftig bewegt, dass man leicht ins Schwitzen kommt, um sein Risiko für Alzheimer zu halbieren.

Auch wer schon mit 40 Jahren einen dicken Bauch hat, bei einem Body-Mass-Index (BMI) über 30, verdreifacht sein Risiko für Alzheimer. Der BMI wird dabei wie folgt berechnet:

Man dividiert das Körpergewicht (in kg) durch die mit sich selbst multiplizierte Körpergröße (in m):

Gewicht in kg/(Körpergröße x Körpergröße in m) = BMI

Beispiel: 92 kg/(1,75 x 1,75m) = 30

Der »wünschenswerte« BMI hängt vom Alter ab. Folgende Tabelle zeigt BMI-Werte für verschiedene Altersgruppen:

Alter	BMI
19–24 Jahre	19–24
25–34 Jahre	20–25
35–44 Jahre	21–26
45–54 Jahre	22–27
55–64 Jahre	23–28
> 64 Jahre	24–29

Regelmäßige, ja tägliche Bewegung ist somit die wichtigste Vorbeugung gegen Alzheimer und unterstützt den Erhalt der Lebensqualität bis ins hohe Alter. Wie wenig wir uns tatsächlich bewegen, wird meistens erst durch Selbstaufzeichnungen deutlich. Führen Sie deshalb einmal zwei Wochen lang täglich Buch über Ihre körperlichen Aktivitäten, ausgedrückt in Metern. Sie werden erstaunt sein.

Also:

Montag: Gang zur Garage 50m, Gang ins Büro 100m, Rückweg zum Auto 100m, Garage-Wohnung 50m, und dann?

Dienstag: ....

Tröstlich ist nur: Bei den Studien wurde in Amerika nach Meilen gefragt. Hätte man in Deutschland nach Kilometern gefragt, wären vielleicht nur zwei Kilometer herausgekommen (statt zwei Meilen). Erreichen Sie diese zwei Kilometer?

9 Man nehme täglich ...

Im Folgenden werden alle Übungen des SimA® basic-Programms im Einzelnen beschrieben. Hier sollten Sie immer nachschauen, falls Sie sich nicht mehr ganz sicher sind.

> **Wichtig ist, dass Sie sich täglich eine viertel bis halbe Stunde Zeit für das tägliche Übungsprogramm nehmen.**
> **Am besten immer zur gleichen Tageszeit.**

Alle Übungen finden Sie in diesem Buch. Darüber hinaus benötigen Sie:

- eine Tageszeitung
- einen Kugelschreiber
- einen Luftballon
- eine Stofftasche (Baumwoll-/Jutetasche, Einkaufstüte)
- eine Uhr mit Sekundenzeiger (besser wäre natürlich eine Stoppuhr, falls man eine besitzt).

Die Gedächtnis-Übungen

Die basic-Gedächtnisübungen sind durchgängig an den vorangestellten Theorien orientiert. Sie helfen, Gedächtnisfunktionen dort zu steigern, wo Defizite auftreten und für den Alltag relevant sind. Im Mittelpunkt stehen das Tempo, mit dem zwei und mehr Elemente verarbeitet werden können (Informationsverarbeitungsgeschwindigkeit), die dynamischen Kurzzeitgedächtnisfunktionen und das Episodische Gedächtnis. Alle Übungen aus diesem Kapitel sind dem fluiden Funktionsbereich zuzuordnen und sollten täglich durchgeführt werden. Dazu benötigen Sie zwischen 10 und 15 Minuten Zeit.

Übung: Sich an Details erinnern

Bei dieser Übung wird Ihre Wahrnehmung, aber in erster Linie Ihr dynamisches Kurzzeitgedächtnis und Ihr Episodisches Gedächtnis trainiert.

1. Lehnen Sie sich zurück und lesen Sie die Zeitung wie immer.

2. Wenn Sie auf der letzten Seite angekommen sind, nehmen Sie einen Bleistift oder einen Kugelschreiber zur Hand und notieren auf dem weißen Rand der letzten Seite der Zeitung oder auf einem Notizblatt möglichst viele Details, an die Sie sich erinnern können.

Details:

In der Zeitung steht, dass auf einer Rede in ... ein Politiker namens ... vorgeschlagen hat, Renten künftig um ... Prozent zu kürzen.

- Notieren Sie, *wie* der Politiker heißt,
- *wo* er gesprochen hat und
- *um wie viele Prozentpunkte* er die Renten kürzen will.

Oder:

Gestern gab es in ... einen schweren Autounfall mit ... Toten.

- Notieren Sie, *wo* der Unfall war,
- *wer* an dem Unfall beteiligt war und
- *wie viele* Tote es gab.
- Wissen Sie auch noch die *vermutete Ursache* für den Unfall?

3. Schauen Sie unter keinen Umständen dabei nochmals in der Zeitung nach! Was Sie notieren, muss aus Ihrem Gedächtnis kommen!

4. Versuchen Sie jeden Tag ein paar Details mehr zu erinnern! Auf die Details kommt es an! Am Anfang wird man feststellen, dass man sich nur ganz vage erinnern kann.

5. Am Ende der Übung können Sie natürlich Ihre Notizen mit Hilfe der Zeitung überprüfen. Hat wirklich alles gestimmt?

6. Notieren Sie sich täglich die gemerkte Anzahl an Details. Sie können hierzu auch die Liste auf Seite 117 benutzen.

Übung: Schrift auf dem Kopf

Nehmen Sie eine Zeitung zur Hand, stellen Sie diese auf den Kopf und lesen Sie mindestens fünf Zeilen laut vor, besser den ganzen Artikel. Es kommt auch hier darauf an, dass Sie möglichst schnell sind. Das Prinzip lautet: Zwei und mehr Dinge gleichzeitig zu tun und schnell zu sein. An der folgenden Abbildung können Sie das ja schon mal üben.

Geistig fit bis ins hohe Alter
Gehirnleistung kann trainiert werden

„Mit 66 Jahren, da fängt das Leben an", besang Schlagerstar Udo Jürgens einst den sogenannten dritten Lebensabschnitt. Auch in Lüdenscheid entdecken immer mehr Senioren, daß sie noch lange nicht zum alten Eisen gehören. Man findet sie als Gasthörer an Universitäten, in Volkshochschulkursen oder als ehrenamtliche Mitarbeiter in Vereinen und Verbänden. „Beispiele, die zeigen, daß die geistigen Fähigkeiten mit zunehmendem Alter nicht automatisch geringer werden", so Ulrich Müller von der AOK in Lüdenscheid.

„Tatsächlich haben Senioren, die ihr Gehirn regel-mäßig trainieren, größere Chancen, ihre geistige Leistungsfähigkeit bis ins hohe Alter zu behalten".

Abbildung 23: Übungsbeispiel »Schrift auf dem Kopf«

Übung: Zwei Buchstaben suchen

Beim Buchstabensuchen in der Zeitung geht es wieder um Aufmerksamkeit, Konzentration und Informationsverarbeitungsgeschwindigkeit. Wichtig ist, dass Sie zwei verschiedene Buchstaben gleichzeitig suchen und dies so schnell wie möglich. Das Tempo ist das Entscheidende.

1. Nehmen Sie Ihre Zeitung zur Hand. Suchen Sie sich jeden Tag einen möglichst ähnlich großen Artikel aus.

2. Suchen Sie jeden Tag Zeile für Zeile zwei Buchstaben heraus (z.B. »a« und »n«) und streichen Sie diese an, wie das folgende Beispiel zeigt:

Geistig fit bis ins hohe Alter
Gehirnleistung kann trainiert werden

„Mit 66 Jahren, da fängt das Leben an", besang Schlagerstar Udo Jürgens einst den sogenannten dritten Lebensabschnitt. Auch in Lüdenscheid entdecken immer mehr Senioren, daß sie noch lange nicht zum alten Eisen gehören. Man findet sie als Gasthörer an Universitäten, in Volkshochschulkursen oder als ehrenamtliche Mitarbeiter in Vereinen und Verbänden. „Beispiele, die zeigen, daß die geistigen Fähigkeiten mit zunehmendem Alter nicht automatisch geringer werden", so Ulrich Müller von der AOK in Lüdenscheid. *usw.*

„Tatsächlich haben Senioren, die ihr Gehirn regelmäßig trainieren, größere Chancen, ihre geistige

Abbildung 24: Übungsbeispiel » Zwei Buchstaben suchen«

3. Sie müssen die zwei Buchstaben immer gleichzeitig suchen!

4. Es wäre also falsch, erst den Artikel oder die Zeile auf »a« durchzusuchen und dann wieder von vorne auf »n«.

5. Bei dieser Übung sollten Sie so schnell sein wie möglich und jeden Tag ein bisschen schneller werden.

6. Es empfiehlt sich, jeden Tag die Buchstaben zu wechseln. Empfehlenswerte Buchstabenkombinationen sind z. B. :

Wochentag	Buchstabenkombination
Montag, 1. Tag	a & n
Dienstag, 2. Tag	o & m
Mittwoch, 3. Tag	u & t
Donnerstag, 4. Tag	a & g
Freitag, 5. Tag	o & r
Samstag, 6. Tag	u & s
Sonntag, 7. Tag	a & n
Montag, 8. Tag	o & s
Dienstag, 9. Tag	u & m
Mittwoch, 10. Tag	a & s
Donnerstag, 11. Tag	o & h
Freitag, 12. Tag	u & b
Samstag, 13. Tag	a & v
Sonntag, 14. Tag	u & w

Tab. 5: Kombinationen für die Übung »Buchstaben suchen«

Übung: Am Abend Zeitungstext erinnern

Wiederholen Sie jeden Abend die Übung »**Sich an Details erinnern**«, ohne dass Sie die Zeitung noch einmal vorher lesen!

1. Nehmen Sie ein Blatt Papier und notieren Sie alle Details aus der Morgenzeitung. Möglichst viele und möglichst genau.
2. Zum Schluss können Sie Ihre Notizen mit der Zeitung überprüfen.
3. Tragen Sie die Anzahl an Details in Ihre Liste auf Seite 117 ein.

Übung: Die Farb-Worte

Bei der Farb-Wort-Übung (siehe Farbtafel in der Buchmitte) geht es in erster Linie darum, zwei miteinander »streitende« Reize, die Worte und die Farben, möglichst rasch und ohne Fehler zugunsten der Farben zu lösen.

Ihre Aufgabe ist es, die Druckfarben der einzelnen Worte möglichst rasch zu benennen. Dies ist deshalb nicht einfach, weil uns die Worte zum Lesen »verleiten«, es aber darum geht, die Druckfarben der Worte zu benennen.

1. Üben Sie dies auf der Fabtafel einmal in der ersten Zeile, indem Sie die Druckfarben der Reihe nach laut aussprechen. Die richtigen Antworten in der ersten Zeile lauten:

grün – rot – blau – gelb – grün – blau

2. Haben Sie dies richtig gelöst, legen Sie bitte eine Uhr mit Sekundenzeiger neben die Farb-Wort-Übung. Beobachten Sie den Sekundenzeiger. Wenn er genau auf der 12 steht, beginnen Sie links oben.
3. Sprechen Sie so rasch wie möglich die Druckfarben der einzelnen Worte laut aus.
4. Wenn Sie das letzte Wort erreicht haben, lesen Sie bitte den Stand des Sekundenzeigers auf der Uhr ab und tragen die verstrichene Zeit in die Liste auf Seite 117 ein.
5. Diese Aufgabe können Sie wiederholt durchführen. Unterschiede in Ihren Benennungszeiten machen deutlich, wie Ihre Konzentration schwankt. Je weniger Zeit Sie für das Benennen der Farben benötigen, desto besser ist dies.
6. Sie können sich diese Liste auch kopieren oder abzeichnen. Es reicht aber auch vollständig, wenn Sie auf einem Block täglich das Datum und Ihre Zeit notieren.
7. **Wichtig:** Sie sollten so schnell sein wie nur möglich und jeden Tag ein bisschen schneller werden.

In die nachfolgende Liste können Sie die Mengen- bzw. Zeitwerte für die Übungen »Sich an Details erinnern« und »Farb-Worte« eintragen.

Beginnen Sie am besten an einem Montag.

Tag	Details morgens	Details abends	Zeitbedarf Farb-Worte
1. Tag			
2. Tag			
3. Tag			
4. Tag			
5. Tag			
6. Tag			
7. Tag			
8. Tag			
9. Tag			
10. Tag			
11. Tag			
12. Tag			
13. Tag			
14. Tag			

Die psychomotorischen Übungen

**Bevor Sie beginnen, sollten Sie
folgende Hinweise beachten:**

1. Wählen Sie anfangs nur solche Übungen aus, die Ihnen bekannt sind und bei denen Sie sich sicher und nicht überlastet fühlen.
2. Es ist nicht notwendig, sofort ein komplettes Übungsprogramm zu absolvieren.
3. Befragen Sie nötigenfalls vorher Ihren Arzt, zeigen Sie ihm das Buch und die Übungen.
4. Für das Training reicht bequeme Kleidung, ein Trainingsanzug ist nicht unbedingt erforderlich.
5. Als Trainingsgeräte benötigen Sie einen Luftballon und eine Stofftasche.
6. **Achtung:** Bei Gleichgewichtsübungen sollten Sie stets die Warnhinweise beachten.
7. Üben Sie nur im ausgeruhten Zustand.
8. Variieren Sie diese Basic-Übungen, indem Sie sie im Sitzen oder im Stehen durchführen und die Geschwindigkeit steigern. Beginnen Sie mit den für Sie leichtesten Übungen.
9. Üben Sie regelmäßig! Üben Sie jeden Tag!
10. Vergessen Sie aber auch nicht ein »natürliches« Ausdauertraining: regelmäßiges Gehen oder Schwimmen oder Radfahren. Mindestens 2-mal die Woche, mindestens 20 Minuten. Auch sollten Sie Aufzüge und Rolltreppen meiden und stattdessen die Treppen hochsteigen.

11. Führen Sie jeden Tag Ihren Hund aus, auch wenn
    Sie keinen haben!

Wichtig!
Auch wenn Sie nur mit Luftballons und
Stofftaschen üben: Klären Sie mit Ihrem
Hausarzt vor Beginn des Trainings eventuelle
Risikofaktoren ab.

Übungen mit dem Luftballon

Wenn Sie es können, sollten Sie diese Übungen im Stehen durchführen. Suchen Sie sich dabei einen möglichst großen freien Platz in Ihrer Wohnung aus, damit Sie sich nicht an Möbeln stoßen. Grundsätzlich können Sie diese Übungen auch im Sitzen durchführen. Achten Sie darauf, dass Sie nicht andauernd nach oben schauen, sondern entlasten Sie Ihre Nackenmuskulatur, indem Sie den Ballon vor Ihrem Bauch in der Luft halten.

Luftballon-Übung 1:
Halten Sie den Luftballon mit der *rechten Hand* in der Luft, indem Sie ihn mit der *rechten Handfläche* nach oben stupsen.

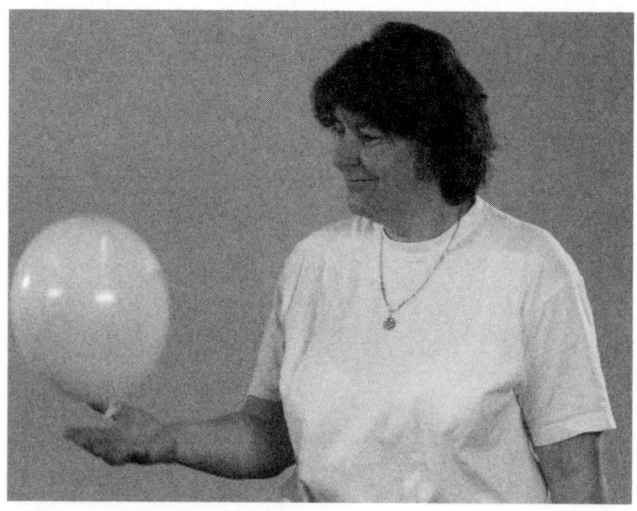

Abbildung 25: Luftballon-Übung 1

Luftballon-Übung 2:
Halten Sie den Luftballon mit der *rechten Hand* in der Luft, indem Sie ihn abwechselnd mit der *rechten Handfläche* und dem *rechten Handrücken* nach oben stupsen.

Luftballon-Übung 3:
Wechseln Sie nun die Hand: Halten Sie den Luftballon mit der *linken Hand* in der Luft, indem Sie ihn mit der *linken Handfläche* nach oben stupsen.

Luftballon-Übung 4:
Halten Sie den Luftballon mit der *linken Hand* in der Luft, indem Sie ihn abwechselnd mit der *linken Handfläche* und dem *linken Handrücken* nach oben stupsen.

Luftballon-Übung 5:
Nun mit beiden Händen: Stupsen Sie den Ballon mit der *rechten Handfläche* auf die *linke Handfläche* und zurück.

Luftballon-Übung 6:
Wechseln Sie nun die Finger. Also:

- rechter Daumen → linker Daumen
- rechter Zeigefinger → linker Zeigefinger
- rechter Mittelfinger → linker Mittelfinger
- rechter Ringfinger → linker Ringfinger
- rechter kleiner Finger → linker kleiner Finger
- rechter Daumen → linker Daumen usw.

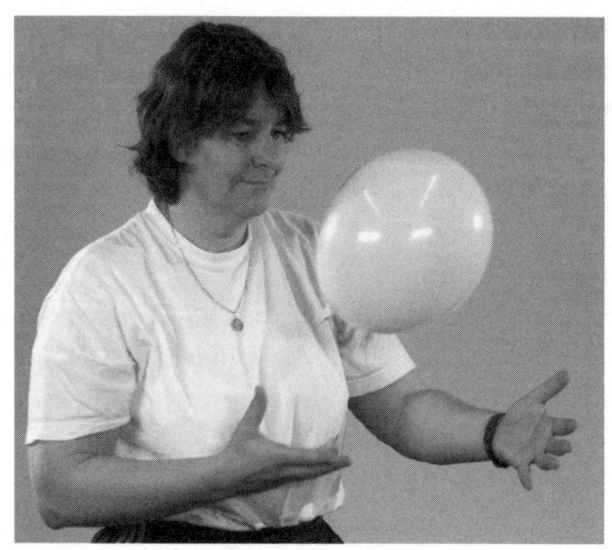

Abbildung 26: Luftballon-Übung 5

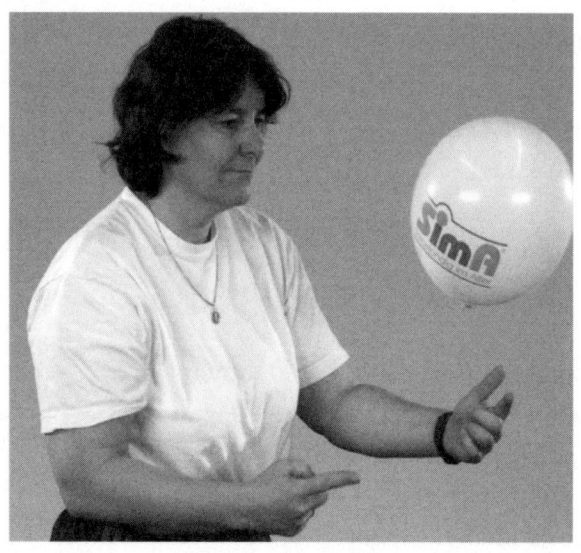

Abbildung 27: Luftballon-Übung 6

Wer es besonders schwierig haben will und einen großen Spiegel besitzt, der kann diese Übungen auch vor dem Spiegel machen. Schauen Sie dabei nicht auf den Luftballon, sondern auf den Luftballon im Spiegel!

Achten Sie darauf, sich zwischendurch zu entspannen. Schütteln Sie zwischendurch Ihre Schultern und Ihre Hände aus. Achten Sie auch darauf, bei den Übungen gleichmäßig zu atmen.

Übung: Fingerspiel

Fingerspiel-Übung 1:
Berühren Sie mit dem *rechten* Daumen nacheinander

- Ihren rechten Zeigefinger
- Ihren rechten Mittelfinger
- Ihren rechten Ringfinger
- Ihren rechten kleinen Finger

Fingerspiel-Übung 2:
Berühren Sie mit dem *linken* Daumen nacheinander

- Ihren linken Zeigefinger
- Ihren linken Mittelfinger
- Ihren linken Ringfinger
- Ihren linken kleinen Finger

Fingerspiel-Übung 3:

Führen Sie die Übung 1 und 2 gleichzeitig mit beiden Händen durch.

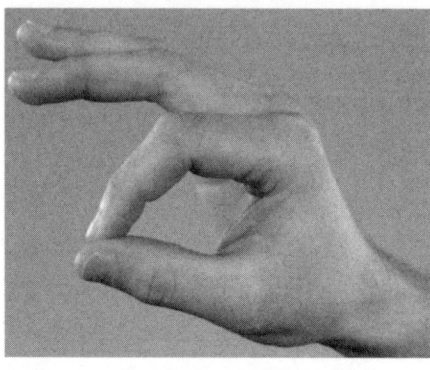

Abbildung 28:
Fingerspiel-Übung 1

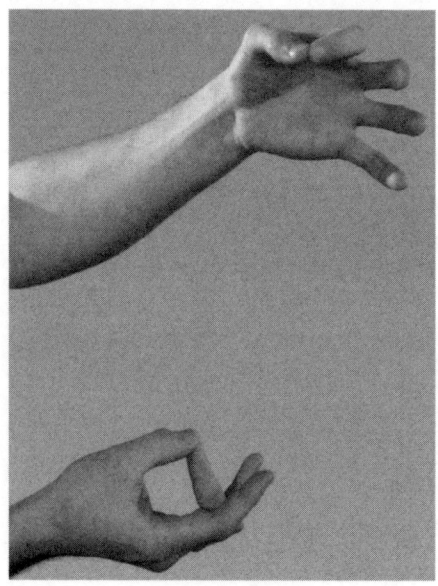

Abbildung 29:
Fingerspiel-Übung 3

Variation:
Versuchen Sie diese Übungen ohne Blickkontakt zu Ihren Händen!

Übungen mit der Stofftasche

Bei den folgenden Übungen ist besonders darauf zu achten, dass die Übungen keine Schmerzen hervorrufen. Gehen Sie langsam in die Bewegung hinein und halten Sie dann die Bewegung für ca. 15–20 Sekunden. Lösen Sie die Bewegung auch langsam wieder auf. Achten Sie darauf, dass Sie bei den Übungen ruhig und bewusst weiteratmen und nicht die Luft anhalten.

Taschen-Übung 1:
Fassen Sie die Stofftasche mit beiden Händen an den Henkeln. Steigen Sie im Sitzen mit dem *rechten Fuß* in die Stofftasche und ziehen Sie diese mit beiden Händen mehrmals zum Körper hin an.

Taschen-Übung 2:
Steigen Sie im Sitzen mit dem *linken Fuß* in die Stofftasche und ziehen Sie diese mit beiden Händen mehrmals zum Körper hin an.

Taschen-Übung 3:
Schlingen Sie im Sitzen die Stofftasche um Ihre *linke Wade* und versuchen Sie, mit dieser Schlinge das *linke Bein* gestreckt mit beiden Händen anzuheben, bis Sie ein Ziehen am linken Knie und im linken Oberschenkel spüren.

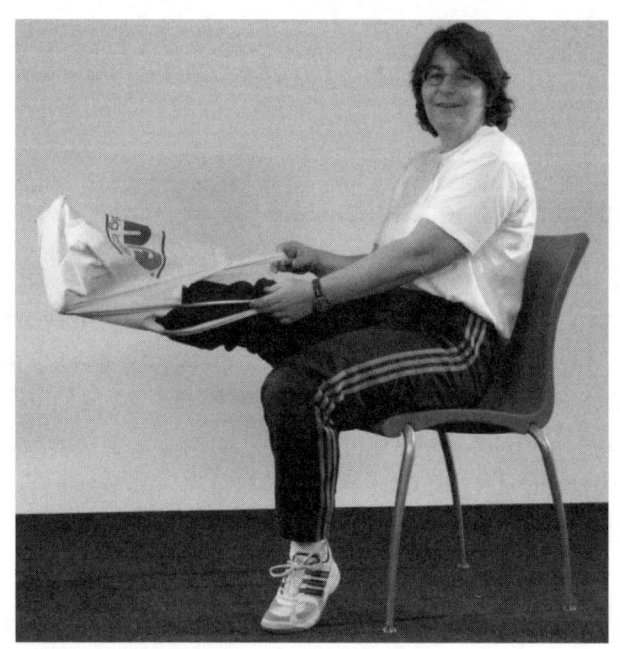

Abbildung 30: Taschen-Übung 1

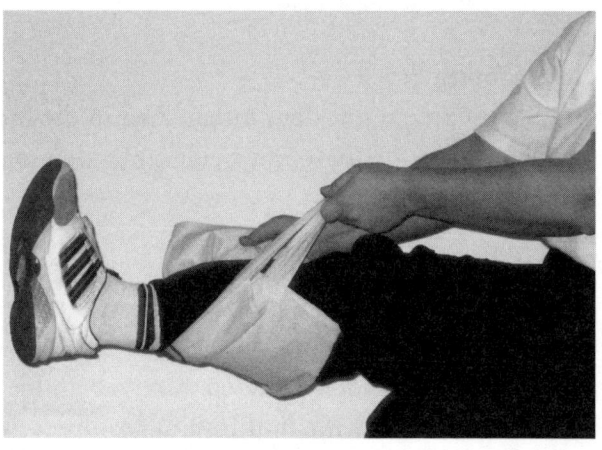

Abbildung 31: Taschen-Übung 3

Taschen-Übung 4:
Schlingen Sie im Sitzen die Stofftasche um Ihre *rechte Wade* und versuchen Sie mit dieser Schlinge das *rechte Bein* gestreckt anzuheben, bis Sie ein Ziehen am rechten Knie und im rechten Oberschenkel spüren.

Taschen-Übung 5:
Greifen Sie die Stofftasche *hinter Ihrem Rücken mit beiden Händen*, führen Sie die Arme gestreckt vom Körper weg bis Sie ein Ziehen in den Armen und den Schultern spüren.

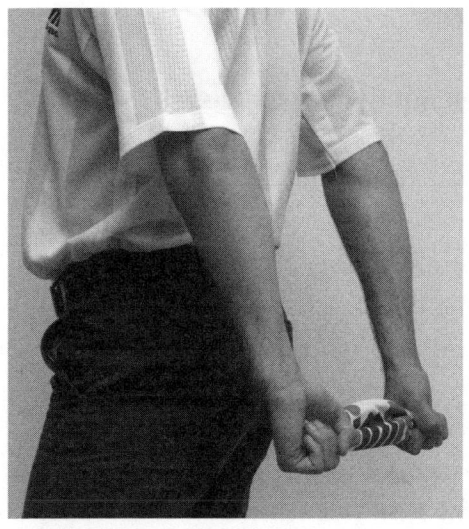

Abbildung 32: Taschen-Übung 5

Taschen-Übung 6:

Schlingen Sie die Stofftasche um die *linke Hand* und greifen Sie sie hinter Ihrem Rücken mit der rechten Hand (ähnlich Abb. 32). Bewegen Sie die Tasche mit der rechten Hand leicht nach rechts, bis Sie ein Ziehen im linken Arm und in der linken Hand spüren.

Taschen-Übung 7:

Schlingen Sie die Stofftasche um die *rechte Hand* und ziehen Sie hinter Ihrem Rücken mit der linken Hand die Stofftasche leicht nach links, bis Sie ein Ziehen im rechten Arm und in der rechten Hand spüren.

Übungen mit dem Taschenstab

Drehen Sie die Stofftasche zu einem Stab.

Taschenstab-Übung 1:

Halten Sie den Taschenstab in *Hochhalte* und beugen Sie mehrmals Ihren *Oberkörper nach rechts und nach links.*

Taschenstab-Übung 2:

Halten Sie den Taschenstab in *Hochhalte*. Drehen Sie Ihren Oberkörper mehrmals leicht *nach rechts und nach links.*

Taschenstab-Übung 3:
Führen Sie den Taschenstab mit beiden Armen *über Ihren Kopf in Ihren Nacken.*

Hinweis:
Achten Sie auch bei diesen Übungen auf eine gleichmäßige Atmung und eine aufrechte Haltung des Oberkörpers. Unterbrechen Sie diese Übungen bei auftretenden Rückenschmerzen.

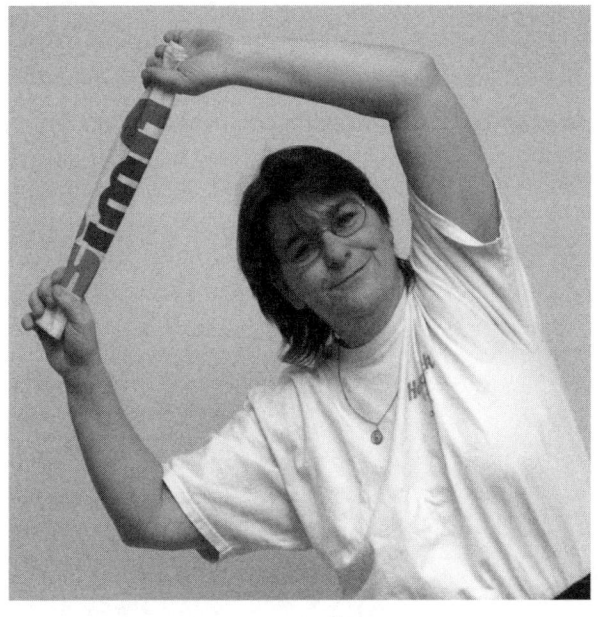

Abbildung 33: Taschenstab-Übung 1 und 2

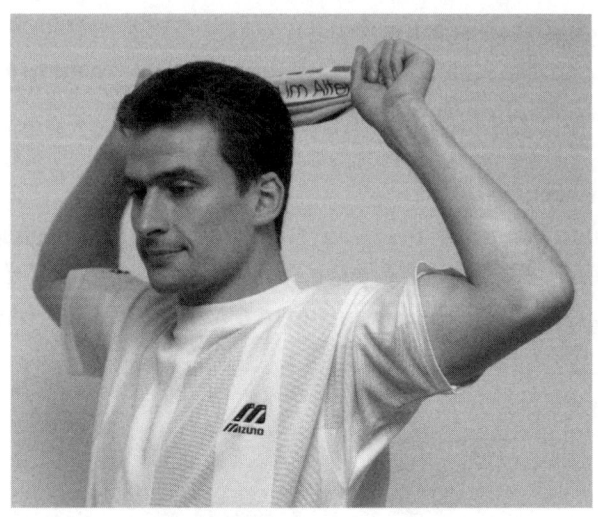

Abbildung 34: Taschenstab-Übung 3

Taschenstab-Übung 4:

Halten Sie den Taschenstab mit der *rechten Hand* von oben *hinter Ihrem Rücken* und greifen Sie Ihn von unten mit der linken Hand. Versuchen Sie mit der linken Hand möglichst weit nach oben zu »klettern«.

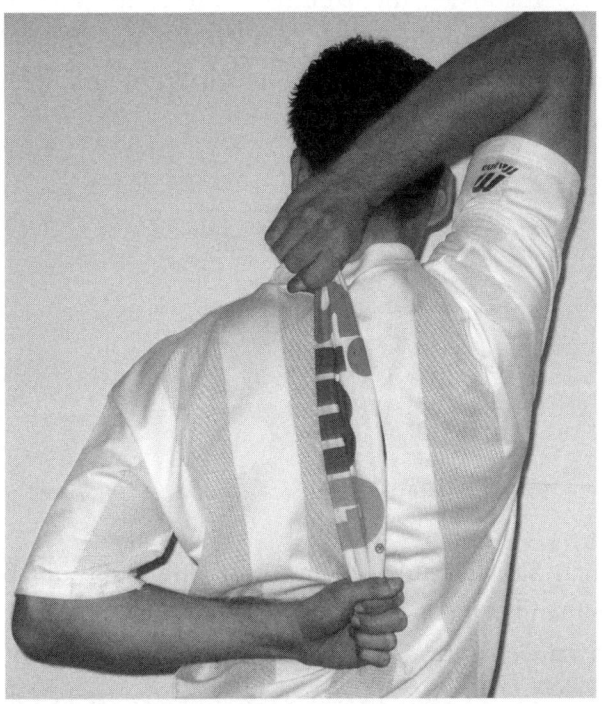

Abbildung 35: Taschenstab-Übung 4

Taschenstab-Übung 5:

Wiederholen Sie Übung 4 mit der *linken Hand*. Die linke Hand hält den Taschenstab von oben *hinter Ihrem Rücken*. Die rechte Hand versucht ihn zu greifen und möglichst weit nach oben zu »klettern«.

Gleichgewichtsübungen

Achtung: Die folgenden Übungen sollten Sie nach Möglichkeit mit einem Partner machen, der bei Gleichgewichtsverlust den drohenden Sturz vermeiden kann. Ansonsten die Übungen immer in einer Zimmerecke durchführen, mit dem Rücken zur Wand. Vor sich stellen Sie als Sicherung einen Stuhl auf. Wie auf dem folgenden Bild:

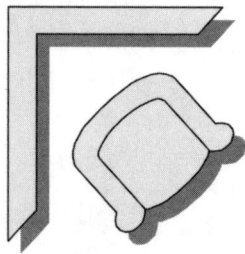

Abbildung 36: Sichern Sie sich vor einem Sturz

Stellen Sie sich aufrecht hin und Ihre Füße hüftbreit auseinander. Falls Sie sich unsicher fühlen, halten Sie sich zunächst am Stuhl fest! *Sie können die Übungen auch mit Hilfe eines Partners durchführen (siehe hierzu die Bilder auf den nächsten Seiten).*

Gleichgewichts-Übung 1:
Verlagern Sie vorsichtig mehrmals das Gewicht mit *offenen Augen* nach *rechts* und nach *links*, d.h. von einem Fuß auf den anderen.

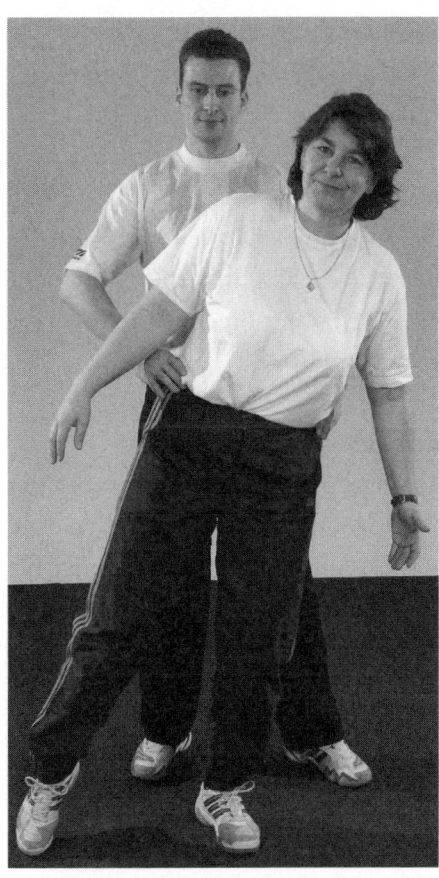

Abbildung 37:
Gleichgewichts-
Übung 1 mit
Sicherung durch
einen Partner

Gleichgewichts-Übung 2:
Verlagern Sie vorsichtig mehrmals das Gewicht mit *geschlossenen Augen* nach *rechts* und nach *links*, d. h. von einem Fuß auf den anderen.

Gleichgewichts-Übung 3:
Verlagern Sie vorsichtig mit *offenen Augen* das Gewicht nach *vorne* und *hinten*.

Gleichgewichts-Übung 4:

Verlagern Sie vorsichtig mit *geschlossenen Augen* das Gewicht nach *vorne* und *hinten*.

Gleichgewichts-Übung 5:

Heben Sie bei der Verlagerung des Gewichts auf das *rechte Bein* mit *offenen Augen* den linken Fuß vorsichtig etwas vom Boden und halten Sie ihn für mehrere Sekunden in der Luft.

Gleichgewichts-Übung 6:

Heben Sie bei der Verlagerung des Gewichts auf das *rechte Bein* mit *geschlossenen Augen* den linken Fuß vorsichtig etwas vom Boden und halten Sie ihn für mehrere Sekunden in der Luft.

Gleichgewichts-Übung 7:

Heben Sie bei der Verlagerung des Gewichts auf das *linke Bein* mit *offenen Augen* den rechten Fuß vorsichtig etwas vom Boden und halten Sie ihn für mehrere Sekunden in der Luft.

Gleichgewichts-Übung 8:

Heben Sie bei der Verlagerung des Gewichts auf das *linke Bein* mit *geschlossenen Augen* den rechten Fuß vorsichtig etwas vom Boden und halten Sie ihn für mehrere Sekunden in der Luft.

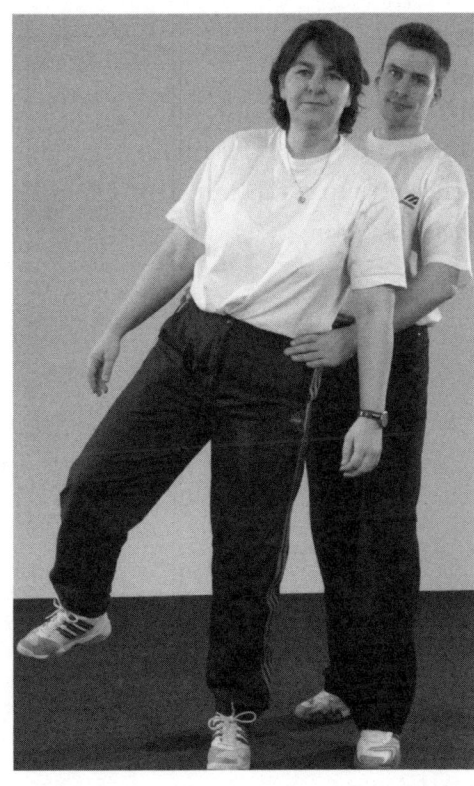

Abbildung 38:
Gleichgewichts-
Übung 7

Hinweis:
Üben Sie nie zu lange mit geschlossenen Augen. Öffnen Sie bei diesen Übungen sofort die Augen, wenn Ihnen schwindelig wird.

Partnerübungen

Partner-Übung 1:

Stupsen Sie den Luftballon dem Partner zuerst mit dem Daumen zu, dieser stupst ihn mit dem Daumen zurück, dann mit dem Zeigefinger usw.

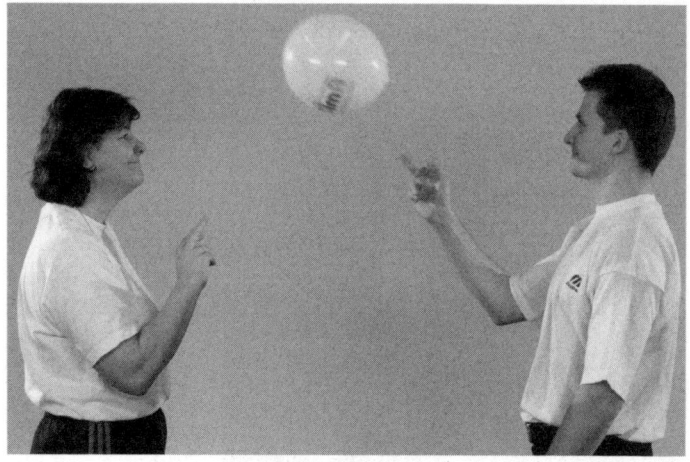

Abbildung 39: Partner-Übung 1

Partner-Übung 2:

Nehmen Sie *zwei* Luftballons. Jeder stupst seinen Ballon mit dem Zeigefinger dem Partner zu. Hier muss man besonders schnell reagieren.

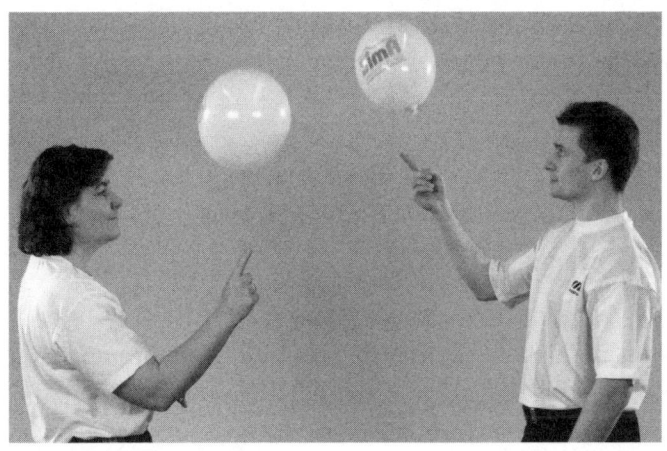

Abbildung 40: Partner-Übung 2

Partner-Übung 3:
Halten Sie beide eine Stofftasche fest und versuchen Sie mit dieser gemeinsam einen Luftballon in der Luft zu halten.

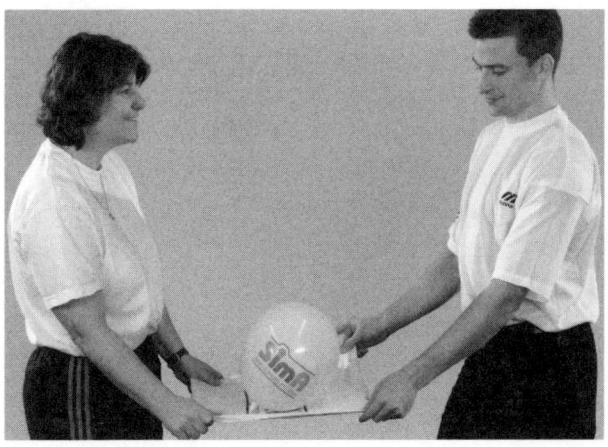

Abbildung 41: Partner-Übung 3

137

Alle diese Übungen finden Sie als Filme auf der folgenden Trainings-CD:

SimA®-basic-PC – Gedächtnistraining und Psychomotorik.

Darüber hinaus enthält diese CD auch weitere 20 Übungen aus dem Gedächtnisbereich. Die Übungen kann man sich täglich individuell zusammenstellen bzw. als ein täglich wechselndes Programm vorschlagen lassen.

Die Originalfassung dieses Buches enthält einen täglich wechselnden Vorschlag für die aufgeführten Übungen für 14 Tage. Das Buch trägt den Titel

»*SimA®-basic – Gedächtnistraining und Psychomotorik*«

und ist vom gleichen Autor (W. D. Oswald) im Hogrefe Verlag erschienen.

10 Testen Sie sich selbst!

Im Folgenden haben Sie die Möglichkeit, mit einem wissenschaftlich konstruierten und geprüften Fragebogen Ihre »Alterungssymptome« zu überprüfen.

Bei der Nürnberger-Selbsteinschätzungs-Liste (kurz: NSL) handelt es sich um einen Selbstbeurteilungstest, anhand dessen Sie eine Aussage über den derzeitigen Stand Ihrer Vitalität und Gehirnleistung im Vergleich zu anderen Personen Ihrer Altersgruppe treffen können.

Zu den genannten Themenbereichen finden Sie in der NSL eine Reihe von Feststellungen, bei denen Sie entscheiden sollen, inwieweit diese auf Sie zutreffen. Zunächst möchten wir Ihnen jedoch eine genaue Anleitung für die Testdurchführung und dessen Auswertung geben:

- **Lesen Sie jede Frage genau durch und entscheiden Sie bitte,** ob die einzelnen Feststellungen auf Sie zutreffen (*»trifft zu«*), teilweise zutreffen (*»trifft teilweise zu«*), kaum zutreffen (*»trifft kaum zu«*) oder nicht zutreffen (*»trifft nicht zu«*).
- **Kreuzen Sie** dann das entsprechende **Kästchen an.**
- Entscheiden Sie sich bei jeder Frage für **eine Antwort.**
- **Lassen** Sie bitte **keine Frage aus.**

Testwertermittlung:

Nach Beantwortung aller Fragen addieren Sie bitte die Einzelwerte (1, 2, 3 oder 4 Punkte) für die 20 Feststellungen und ermitteln so die Gesamtpunktzahl.

	4	3	2	1
1. Mir geht in letzter Zeit die Arbeit langsamer von der Hand.	trifft zu	trifft teilweise zu	trifft kaum zu	trifft nicht zu
2. Ich habe den Kontakt zu Bekannten, Freunden und Verwandten in letzter Zeit eingeschränkt.	trifft zu	trifft teilweise zu	trifft kaum zu	trifft nicht zu
3. Ich mache in letzter Zeit weniger Pläne als sonst.	trifft zu	trifft teilweise zu	trifft kaum zu	trifft nicht zu
4. Ich schiebe unerledigte Arbeiten in letzter Zeit länger vor mir her.	trifft zu	trifft teilweise zu	trifft kaum zu	trifft nicht zu
5. Ich verwechsele in letzter Zeit öfters Namen, Telefonnummern oder das Datum.	trifft zu	trifft teilweise zu	trifft kaum zu	trifft nicht zu
6. Es fällt mir in letzter Zeit schwerer, mich mit Problemen auseinanderzusetzen.	trifft zu	trifft teilweise zu	trifft kaum zu	trifft nicht zu
7. Mir gehen in letzter Zeit mehr und mehr Dinge daneben.	trifft zu	trifft teilweise zu	trifft kaum zu	trifft nicht zu
8. Großer Trubel und Aufregungen ermüden mich in letzter Zeit mehr als sonst.	trifft zu	trifft teilweise zu	trifft kaum zu	trifft nicht zu
9. Die Planung einer Reise oder einer Unternehmung macht mir in letzter Zeit zunehmend Schwierigkeiten.	trifft zu	trifft teilweise zu	trifft kaum zu	trifft nicht zu
10. Es fällt mir in letzter Zeit schwerer, mich im Straßenverkehr zurechtzufinden.	trifft zu	trifft teilweise zu	trifft kaum zu	trifft nicht zu

	4	3	2	1
11. Freunde, Bekannte oder Verwandte besuchen mich **in letzter Zeit** seltener.	trifft zu	trifft teilweise zu	trifft kaum zu	trifft nicht zu
12. Ich brauche **in letzter Zeit** mehr Ruhepausen.	trifft zu	trifft teilweise zu	trifft kaum zu	trifft nicht zu
13. Es fällt mir **in letzter Zeit** schwerer, mich auf eine Aufgabe zu konzentrieren.	trifft zu	trifft teilweise zu	trifft kaum zu	trifft nicht zu
14. Ich brauche **in letzter Zeit** etwas mehr Hilfe von anderen als sonst.	trifft zu	trifft teilweise zu	trifft kaum zu	trifft nicht zu
15. Ich vergesse **in letzter Zeit** öfters Geburtstage von nahen Verwandten oder Bekannten.	trifft zu	trifft teilweise zu	trifft kaum zu	trifft nicht zu
16. Ich bin **in letzter Zeit** weniger unternehmungslustig.	trifft zu	trifft teilweise zu	trifft kaum zu	trifft nicht zu
17. **In letzter Zeit** fällt es mir schwerer, den Gedankengängen anderer Menschen zu folgen.	trifft zu	trifft teilweise zu	trifft kaum zu	trifft nicht zu
18. Mein Herz macht mir **in letzter Zeit** zu schaffen.	trifft zu	trifft teilweise zu	trifft kaum zu	trifft nicht zu
19. Ich vergesse **in letzter Zeit** öfters Namen und Zahlen.	trifft zu	trifft teilweise zu	trifft kaum zu	trifft nicht zu
20. Ich verliere **in letzter Zeit** an vielen Dingen mehr und mehr das Interesse.	trifft zu	trifft teilweise zu	trifft kaum zu	trifft nicht zu

Gesamtpunktzahl:

Haben Sie alle Fragen angekreuzt?
Bitte überprüfen Sie dies!

Auswertung

Sie haben weniger als 55 Punkte:
Verglichen mit anderen Personen Ihrer Altersgruppe berichten Sie über wenig altersbedingte Einschränkungen, d.h. Sie fühlen sich relativ gesund und fit. Wir wünschen Ihnen von ganzem Herzen, dass dies möglichst lange so bleiben möge. Das regelmäßige SimA®-Training hilft Ihnen dabei!

Sie haben 55 und mehr Punkte:
Verglichen mit anderen Personen Ihrer Altersgruppe berichten Sie schon über deutliche altersbedingte Beschwerden und Einschränkungen. Da diese eventuell auf bisher noch nicht erkannte Erkrankungen zurückzuführen sind, sollten Sie auf jeden Fall beim nächsten Besuch mit Ihrem Hausarzt darüber sprechen. Eventuell sollten Sie sich auch in einer Memory-Klinik oder einer Gedächtnis-Ambulanz beraten lassen.

Bei mehr als 65 Punkten sollten Sie eine gründliche Beratung und Untersuchung keinesfalls länger hinauszögern!

Ob nun mehr oder weniger als 55 Punkte: Eine regelmäßige Durchführung des SimA®-basic-Trainings kann Ihnen dabei helfen, den momentanen Status zu halten oder sogar zu verbessern.

11 SimA®-Gruppentrainingsbücher

Die bekannten Bücher (z.B. »Gedächtnistraining. Ein Programm für Seniorengruppen«) sind als Grundlage für ein Gruppentraining konzipiert und bieten eine ausführliche Anleitung für die Gruppenleiter/innen. Das vorliegende Buch dagegen wurde für jene, die selbständig zu Hause ein SimA®-Training durchführen wollen, geschrieben.

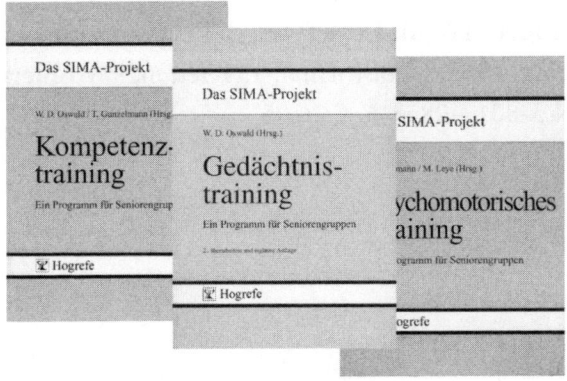

Abbildung 42: SimA®-Trainingsbücher

Viele Inhalte sind identisch, jedoch anders dargestellt. Insbesondere wurden in diesem Buch besonders wichtige Übungen für den täglichen Hausgebrauch herausgearbeitet und neue Übungsmaterialien sowie Erklärungen in leicht verständlicher Form angefügt.

Wer als Leser dieses Buches nicht ausgelastet ist und den Wunsch nach mehr und abwechslungsreicheren Übungen hat, findet diese in großer Anzahl in den folgenden Trainingsbüchern, die über den Buchhandel bezogen werden können:

W. D. Oswald (Hrsg.), Gedächtnistraining.
2. Auflage 1998, Großformat, 599 Seiten, kartoniert, ISBN 3-8017-1109-9, € 59,95

W. D. Oswald & T. Gunzelmann (Hrsg.), Kompetenztraining. 3. Auflage 2001, Großformat, 546 Seiten, kartoniert, ISBN 3-8017-1470-5, € 59,95

H. Baumann & M. Leye (Hrsg.), Psychomotorisches Training. 1995, Großformat, 154 Seiten, kartoniert, ISBN 3-8017-0813-6, € 26,95

Parallel zum SimA®-basic-Buch gibt es eine SimA®-basic-Übungs-CD-ROM. Hier werden Übungen aus dem SimA®-Gedächtnistraining so aufbereitet, dass sie täglich in veränderter Form aufgerufen werden und die erbrachten Leistungen mit Hilfe des Computers dokumentiert werden können.

Zusätzlich findet man dort auch die psychomotorischen Übungen aus Kapitel 9 als Kurz-Video-Sequenzen.

Auch diese CD-ROM ist im Buchhandel erhältlich, ebenso wie die Originalfassung des Begleitbuches mit 14-Tage-Programm:

W. D. Oswald & R. Wilhelm, SimA®-basic-PC-Gedächtnistraining und Psychomotorik.
Ein individuelles Trainingsprogramm für alle Altersgruppen. 2., überarbeitete Auflage 2010, CD-ROM, ISBN 978-3-8017-2321-7, € 39,95.

Wolf D. Oswald, SimA®-basic – Gedächtnistraining und Psychomotorik. Geistig und körperlich fit zwischen 50 und 100. 2005, 221 Seiten, ISBN 978-3-8017-1915-9, € 19,95.

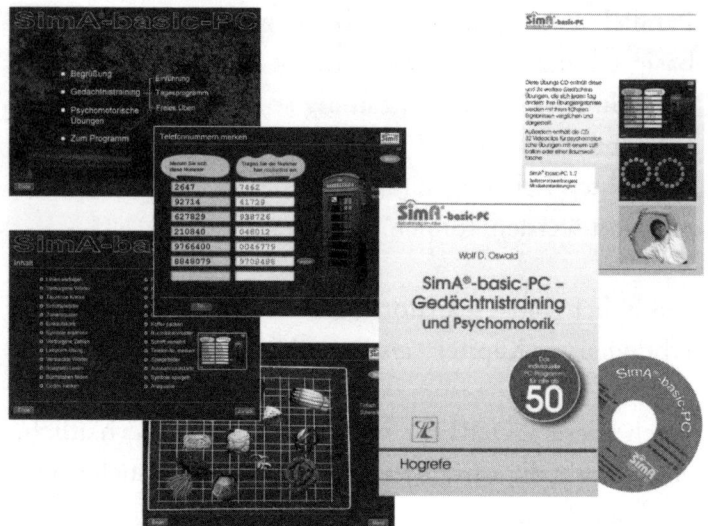

Abbildung 43: SimA®-basic-PC

12 SimA®-Kurse, Kontakte, Adressen

Die SimA®-Trainer-Ausbildung

Im Rahmen frei zugänglicher Kurse der SimA-Akademie e.V. besteht die Möglichkeit, die Voraussetzungen zur Qualifikation als »zertifizierte/r SimA®-Trainer/in« zu erwerben. Diese Zertifizierung befähigt zur selbständigen Leitung und Durchführung von Trainingsgruppen auf der Basis des SimA®-Programms, das am Institut für Psychogerontologie an der Universität Erlangen-Nürnberg entwickelt wurde. Das Zertifikat wird in drei Schritten erworben:

1. Theoretische Grundlagen
2. Praxisphase
3. Abschlussprüfung

Theoretische Grundlagen:
Diese werden an zwei Wochenenden (jeweils Freitagnachmittag bis Sonntagabend) u.a. zu folgenden Themen vermittelt:

- Warum SimA® so wichtig ist: demographische, sozialpolitische und psychopathologische Grundlagen
- Die SimA®-Trainingsstudie: Ergebnisse

- Die SimA®-Grundlagenstudie: Risikofaktoren für Unselbständigkeit und Demenz
- Das SimA®-Gedächtnistraining: Theorie, Aufbau, praktische Hinweise, Basis-Übungen, praktische Übungen
- Das SimA®-Psychomotoriktraining: Theorie, Aufbau, praktische Hinweise, Basis-Übungen, praktische Übungen
- Das SimA®-Kompetenztraining: Theorie, Aufbau, praktische Hinweise, Basis-Übungen, praktische Übungen
- 3-mal SimA®: Wie organisiert man die drei SimA®-Elemente in 30 Sitzungen
- Die Organisation einer SimA®-Gruppe

Praxisphase:
Hier muss die Durchführung eines SimA®-Trainings im Umfang von 24 Unterrichtseinheiten (à 45 Min.) nachgewiesen werden. Der institutionelle Rahmen dazu ist frei wählbar. Die Anerkennung der Leistung erfolgt nach der Durchführung durch die Vorlage einer **offiziellen Bescheinigung** der Institution bzw. des Trägers der Maßnahme sowie eines **Praxisberichts** als Reflexion der eigenen Tätigkeit.

Abschlussprüfung:
Wenn die theoretische und die praktische Ausbildung erfolgreich abgeschlossen wurden, erfolgt eine abschließende schriftliche Prüfung. Bei Bestehen wird dem/r Kandidat/in der Titel »**zertifizierte/r SimA®-**

Trainer/in« verliehen. Für die Prüfung wird eine Gebühr erhoben.

Weitere Informationen erhält man unter:
E-Mail: info@sima-akademie.de
Homepage: www.sima-akademie.de

SimA®-online

Das Neueste zu SimA® ist ebenfalls auf der SimA®-Homepage *www.sima-akademie.de* zu finden.

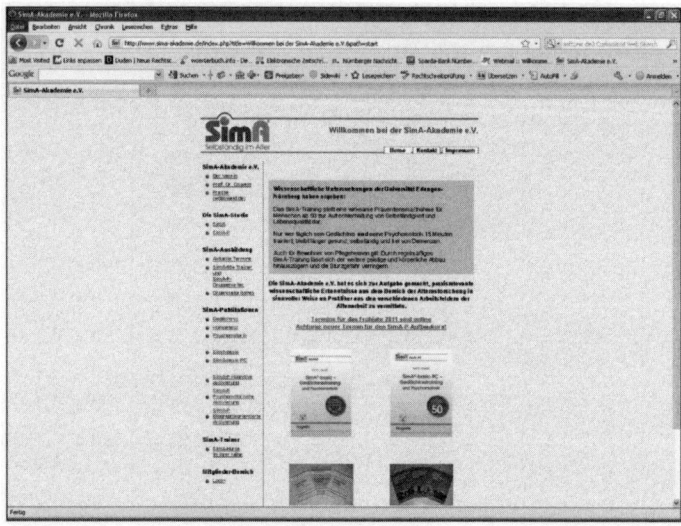

Abbildung 44: SimA®-Homepage

Hier ist auch ein Adressenverzeichnis zu finden, mit Orten in Ihrer Nähe, in denen ein SimA®–Gruppentraining angeboten wird. Wer sich über neueste Vorträge sowie Publikationen aus meiner Feder informieren will, sollte auf meine Homepage gehen:

www.wdoswald.de

Hier werden Sie unter Hunderten von Seiten garantiert fündig.

13 Quellenverzeichnis

Bildnachweis

Alle Abbildungen und Grafiken von Prof. Dr. W. D. Oswald mit folgenden Ausnahmen:

Illustrierende Photos zu den psychomotorischen Übungen von Dr. Roland Rupprecht außer:
Prof. Dr. W. D. Oswald:
Abb. 31: Taschen-Übung 3, S. 126,
Abb. 35: Taschenstab-Übung 4, S. 131.
Rüdiger Wilhelm:
Abb. 26: Luftballon-Übung 5, S. 122,
Abb. 32: Taschen-Übung 5, S. 127,
Abb. 33: Taschenstab-Übung 1, S. 129,
Abb. 34: Taschenstab-Übung 3, S. 130.

Abb. 1: Portraitaufnahme Prof. W. D. Oswald, S. 13: Frank Boxler

Abb. 3: »Der Jungbrunnen« von Lucas Cranach d. Ä. (1546), S. 17: Bildarchiv Preußischer Kulturbesitz; bpk / Gemäldegalerie, SMB / Jörg P. Anders

Tabellenverzeichnis

Weitere Quellen und Erläuterungen

S. 18: *Abbildung 4, Anstieg der Lebenserwartung in Deutschland*
Statistisches Bundesamt (2009). Sterbetafel 2006/2008;
www.destatis.de

S. 20: *Lebenserwartung bayerischer Mönche und Nonnen*
Wiesner, G. (2001). Beiträge zur Gesundheitsberichterstattung
des Bundes. Der Lebensverlängerungsprozess in Deutschland.
Stand – Entwicklung – Folgen. Berlin: Robert Koch-Institut,
S. 19.

S. 20: *Abbildung 5, Entwicklung der ferneren Lebenserwartung*
Statistisches Bundesamt (2010). Sterbetafel 2007/2009.
www.destatis.de

S. 21: *Rückgang der Bevölkerung um bis zu 25 Millionen*
Statistisches Bundesamt (2009). Schätzwerte der 12. koordi-
nierten Bevölkerungsvorausberechnung (Annahme folgender
Modellrechnung: Geburtenhäufigkeit: 1,4 Kinder je Frau, Lebenserwartung: Basisannahme, Wanderungssaldo: 0).
www.destatis.de

S. 22: *Abbildung 6, Prävalenzrate der Demenz*
Weyerer, S. & Bickel, H. (2007). Epidemiologie psychischer
Erkrankungen im höheren Lebensalter (S. 67–70). Stuttgart:
Kohlhammer.

S. 23: *Abbildung 7, Zahl der Jüngeren pro 75-Jährigen oder
Älteren*
Statistisches Bundesamt (2009). Statistisches Jahrbuch 2009.
12. koordinierte Bevölkerungsvorausberechnung (Variante 1-
W1); www.destatis.de. Die historische Idee zu dieser Darstel-
lung kam von W. Rückert und U. Lehr.

S. 26: *Abbildung 8, Wann ist man sehr alt?*
Statistisches Bundesamt (2009), 12. koordinierte Bevölkerungsvorausberechnung (Variante 1 »mittlere« Bevölkerung Unter-
grenze, Wanderungsannahme W1 – jährlicher Saldo 100 000
Personen); www.destatis.de

S. 30: *Zitat »Use it or lose it«*
Azar, Beth (2002). Use it or lose it? More research suggests that mental activity may stave off the symptoms of Alzheimer's disease. Monitor on Psychology. 33 (5), 48–50.
Oswald, W. D. (1998). Entwicklung der Intelligenz. In E. Roth (Hrsg.), Intelligenz. Stuttgart: Kohlhammer. S. 79–100.

S. 35: *Trainings-Sitzungen*
Bedingungen der Erhaltung und Förderung von Selbständigkeit im höheren Lebens-Alter (SIMA) – Teil IV: Ergebnisse nach der einjährigen Interventionsphase. Zeitschrift für Gerontopsychologie & -psychiatrie, 9 (2), 107–144.

S. 36 ff: *Abbildungen zu Kap. 3 – Ergebnisse*
Die %-Werte sind »Prozentrangwerte«. Alle Personen stellen 100 % dar. Nun denkt man sich alle Teilnehmer der Reihe nach aufgestellt. Der mittlere Fall ist dann bei 100 Personen der 50. oder der mit dem Prozentrang von 50 %. Eine Verbesserung um 20 %-Rangplätze bedeutet dann: Vorher waren 50 % schlechter und 50 % besser. Nach dem einjährigen Training waren im Durchschnitt 70 % (50 % + 20 %) schlechter und nur noch 30 % besser. Wir sehen: eine eindeutige Verbesserung.

S. 40: *Prävalenzrate der Demenz*
Weyerer, S. & Bickel, H. (2007). Epidemiologie psychischer Erkrankungen im höheren Lebensalter (S. 67–70). Stuttgart: Kohlhammer.

S. 49: *Zitat von Helmchen & Reischies (1998)*
Helmchen, H. & Reischies, F. M. (1998). Normales und pathologisches kognitives Altern. Nervenarzt 69(5), 369–378.

S. 55: *Zitat: »Das Gehirn zu trainieren ...«*
Rosenzweig, Mark R. & Bennett, Edward L. (1996). Behavioral Brain Research, 78(1), 63.

S. 56: *Zitat »Alten Menschen bleiben ...«*
Cicero, Marcus Tullius / Merklin, Harald (Übersetzer u. Hrsg.) (1998). Cato maior de senectute: Cato der Ältere über das Alter Lateinisch/Deutsch, Stuttgart: Philipp Reclam jun., 41.

S. 57 ff: *Gedächtnisfunktionen*
Markowitsch, H.-J. (1996). Neuropsychologie des menschlichen Gedächtnisses. Spektrum der Wissenschaft, 42–61.
Markowitsch, H.-J., Matura, S. & Welzer, H. (2004). Die Entstehung des menschlichen Gedächtnisses. Stuttgart: Klett-Cotta.
Frick-Salzmann, A. (2009). Gedächtnissysteme. In H. Schloffer, E. Prang & A. Frick-Salzmann (Hrsg,), Gedächtnistraining. Theoretische und praktische Grundlagen (S. 33–43). Heidelberg: Springer.

S. 74: *Geschichte von Simonides*
Cicero, Marcus Tullius / Merklin, Harald (Übersetzer u. Hrsg.) (1991). De oratore: Über den Redner. Lateinisch/Deutsch, 2. Auflage, Stuttgart: Philipp Reclam jun., 431 ff.

S. 81: *SimA®-Kompetenztraining*
W. D. Oswald & T. Gunzelmann (Hrsg.) (2001). Kompetenztraining. Ein Programm für Senioren, 3. Auflage. Göttingen: Hogrefe.

S. 91: *Hinweis auf das Buch »Aldidente«*
Paprotta, Astrid & Schneider, Regina (1996). Aldidente. Eichborn: Frankfurt.

S. 106–107: *Risikofaktor Bewegungsmangel*
Abbot et al. (2004). The Honolulu-Asia Aging Study. JAMA, 292, 1447–53.
Lindsay J., Laurin D., Verreault, R. Hérbert R., Helliwell B., Hill, G.B., McDowell, I. (2002). Risk factors for Alzheimer's disease: A prospective analysis from the Canadian Study of Health and Aging. American Journal of Epidemiology, 156, 445–453.
Kivipelto, M., Ngandu, T., Laatikainen, T., Winblad, B., Soininen, H. & Tuomilehto, J. (2006). Risk score for the prediction of dementia risk in 20 years among middle aged people: a longitudinal, population-based study. The Lancet Neurology, Volume 5, Issue 9, Pages 735–741.

S. 115: *Die Farb-Worte*
Der Effekt der widerstreitenden Sinneseindrücke, der für die Farb-Wort-Übung genutzt wird, heißt Stroop-Effekt. Dieser

wurde 1935 erstmals wissenschaftlich untersucht und ist nach seinem »Entdecker«, J. Ridley Stroop benannt. (Stroop, J.R. [1935]. Studies of interference in serial verbal reactions. Journal of Experimental Psychology, 18, 643–662.)
Die Idee, diesen Effekt auch für das Gedächtnistraining zu verwenden, geht auf Prof. Dr. Ulrich Fleischmann zurück. (Fleischmann, U.M. (1983). Das Nürnberger Altenförderprogramm NAFÖ. Nürnberg: Universität Erlangen-Nürnberg.)

S. 141: *Nürnberger Selbsteinschätzungs-Liste (NSL)*
Oswald, W. D., Adler, C., Rupprecht, R., Bayer-Feldmann, C. & Barth, P. (1990). Subjektive Alternssymptome als Indikator für hirnorganische Psychosyndrome — Die Entwicklung der Nürnberger-Selbsteinschätzungs-Liste (NSL). Zeitschrift für Gerontopsychologie und psychiatrie, 3, 1990, 249–264.

Weiterführende Literatur

W. D. Oswald (Hrsg.), Gedächtnistraining. 2. Auflage 1998, Großformat, 600 Seiten, kartoniert, ISBN 3-8017-1109-9, € 59,95

W. D. Oswald & T. Gunzelmann (Hrsg.), Kompetenztraining. 3. Auflage 2001, Großformat, 546 Seiten, kartoniert, ISBN 3-8017-1470-5, € 59,95

H. Baumann & M. Leye, Psychomotorisches Training. 1995, Großformat, 154 Seiten, kartoniert, ISBN 3-8017-0813-6, € 26,95

W. D. Oswald & R. Wilhelm, SimA®-basic-PC-Gedächtnistraining und Psychomotorik. Ein individuelles Trainingsprogramm für alle Altersgruppen. 2., überarbeitete Auflage 2010, CD-ROM, ISBN 978-3-8017-2321-7, € 39,95

Wolf D. Oswald, SimA®-basic – Gedächtnistraining und Psychomotorik. Geistig und körperlich fit zwischen 50 und 100. 2005, 221 Seiten, ISBN 978-3-8017-1915-9, € 19,95

W. D. Oswald & A. Ackermann, Kognitive Aktivierung mit SimA®-P. Selbständig im Alter, 2009, 430 Seiten, ISBN 978-3-211-79903-1, € 49,95

W. D. Oswald & A. Ackermann, Biographieorientierte Aktivierung mit SimA®-P. Selbständig im Alter, 2009, 342 Seiten, ISBN 978-3-211-79901-7, € 49,95

W. D. Oswald & A. Ackermann, Psychomotorische Aktivierung mit SimA®-P. Selbständig im Alter, 142 Seiten, ISBN 978-3-211-79905-5, € 19,95

W. D. Oswald, G. Gatterer & U. M. Fleischmann (Hrsg.), Gerontopsychologie. 2. vollständig neu bearbeitete Auflage 2008, 266 Seiten, ISBN 978-3-211-75685-0, € 39,95

W. D. Oswald, U. Lehr, C. Sieber & J. Kornhuber (Hrsg.), Gerontologie – Medizinische, psychologische und sozialwissenschaftliche Grundbegriffe. 3. vollständig überarbeitete Aufl. 2006, 488 Seiten, ISBN 978-3-17-018633-0, € 49,80

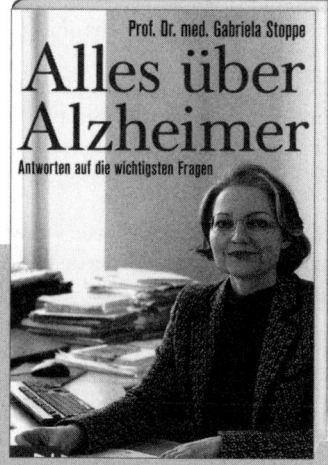
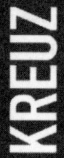

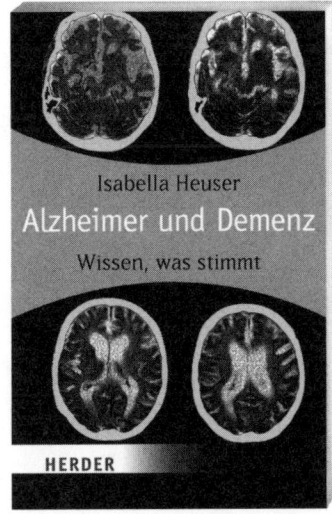